U0080679

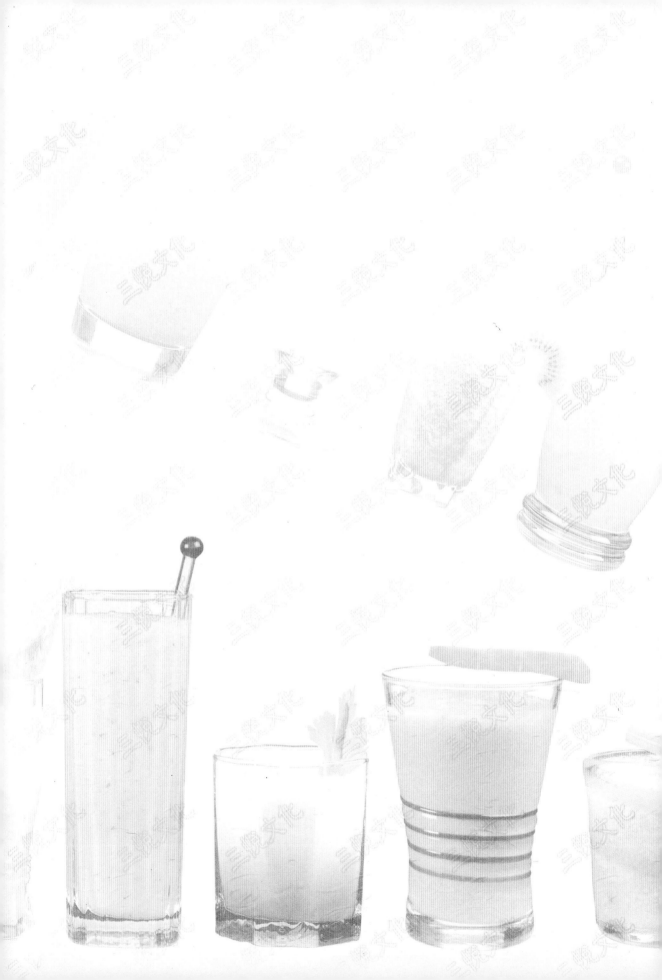

神奇生鮮蔬果汁

對症療法

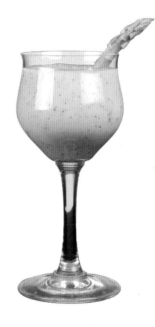

最自然

最健康

無毒害

無副作用

三悅文化圖書事業有限公司

序言

　　從中國醫學典籍「黃帝內經」，到後漢的醫學文獻「傷寒雜病論」，至明朝的「本草綱目」，清朝汪昂的「本草備要」等等皆有記載食療原材與方劑，先哲與老祖宗不斷研究發現天然食物和藥物的關連，更領悟出「醫食同源」、「藥食同源」的科學原理，奠定「食物療法」的理論，「藥補不如食補」的新見解。

　　在中醫養生學中提倡「治未病」，也就是「無病先防」及「有病即治」的觀念，中醫這種「不讓人生病」、「不製造病人」的醫學，也就是現代西醫所注重的「預防醫學」。為了「不讓人生病」，就要強化「自然治療力」，以促進身體的免疫功能為目的。

　　所謂「自然治療力」，就是讓每個人體內存在著不受疾病侵犯，或生病也會自然痊癒的潛力。這種靠自然食物的療效，亦即「食療」法來改善體質，不但無毒、無副作用且會使身體獲得更健康。

　　在「食療法」裡，國人最熱衷的「生機飲食療法」，是最自然、最健康。果菜汁療法亦是一種「生機食療法」，它可迅速補給人體所需的各種營養素。因為是生鮮果菜汁，所以營養素不會在烹調中流失。果菜汁的營養素最主要含有維生素和礦物質，雖然在人體內這種營養素只需微量而已，但研究發現它們有預防成人文明病、抗老化、具有防癌功效等等，因此這種微量營養素越來越重要。

　　使用生鮮果菜汁療法來治療疾病，保持健康，不要急著有立竿見影的效果，最重要是長期性不斷的飲用，每天1～2次，每次250cc左右，這樣才能改善體質，增強抗體、免疫力。請相信不管如何只要飲用果菜汁一段時間後，一定會讓您感覺到更青春、更有活力，擁有健康的生活。

　　若因為這本書，使您擁有更健康的身體與生活，這才是我們編寫本書的心願與祝福。

中醫師

李聯鑫 謹識於粗淡草堂

2001.7.12

本書使用方法

本書針對二十種現代人常見的疾病與健康有關的主題，從常見的蔬果材料中，為您提供解決之道。

針對人體所需八大營養素作詳盡的介紹與分析。

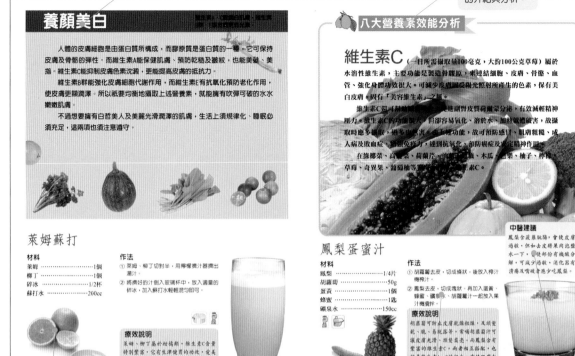

養顏美白

人體的皮膚細胞是由蛋白質所構成，而膠原質是蛋白質的一種，它可保持皮膚及骨骼的彈性。而維生素A能保健肌膚、預防乾燥及皺紋，也能美髮、美指。維生素C能抑制皮膚色素沉澱，更能提高皮膚的抵抗力。

維生素B群能強化皮膚細胞代謝作用，而維生素E有抗氧化預防老化作用，使皮膚更顯潤澤。所以祇要均衡地攝取上述營養素，就能擁有吹彈可破的水水嫩嫩肌膚。

不過想要擁有白皙美人及美麗光滑潤澤的肌膚，生活上須規律化、睡眠必須充足，這兩項也須注意遵守。

萊姆蘇打

材料
萊姆 ……………… 1個
柳丁 ……………… 1個
碎冰 …………… 1/2杯
蘇打水 ……… 200cc

作法
①萊姆、柳丁切半，用檸檬擠汁器擠出湯汁。
②將擠好的汁倒入玻璃杯中，放入適量的碎冰，加入蘇打水輕輕攪勻即可。

療效說明
萊姆、柳丁富於柑橘類顏，維生素C含量特別豐富，它對生津健胃的功效，愛美的女姓多喝萊姆汁可養顏美容。加入蘇打水，口感更佳。

八大營養素效能分析

維生素C （一日所需攝取量100毫克，大約100公克草莓）屬於

水溶性維生素，主要功能是製造骨膠原，來連結細胞、皮膚、骨骼、血管、強化身體機功效很大。可減少皮膚因受陽光照射所產生的色素，保有美白皮膚，固有「美容維生素」之稱。

維生素C因可刺激腎上腺素，能調暢腎皮質荷爾蒙分泌，有效減輕精神壓力。維生素C的功能很多，但容易氧化、溶於水、加熱就被破壞，故攝取時應多攝取，過多亦無害，也具有體功能，故可預防感冒、肌膚粗糙、成人病及敗血症、增強免疫力，達到抗化、預防癌症及安定精神作用。

在綠椰菜、高麗菜、荷蘭芹、甘藍、蕃茄、木瓜、芭樂、柚子、檸檬、草莓、奇異果、葡萄柚等，都含豐富的維生素C。

中醫建議
鳳梨含蛋原胺酸，會使皮膚過敏，但如去皮將果肉泡鹽水一下，使部份有機酸分解，可減少過敏，消化器有潰瘍及嘴破者應少吃鳳梨。

鳳梨蛋蜜汁

材料
鳳梨 …………… 1/4片
胡蘿蔔 ………… 50g
蛋黃 …………… 1個
蜂蜜 …………… 1匙
礦泉水 ……… 150cc

作法
①胡蘿蔔去皮，切成條狀，後放入榨汁機榨汁。
②鳳梨去皮，切成塊狀。再加入蛋黃、蜂蜜、礦泉水、胡蘿蔔汁一起放入果汁機攪拌。

療效說明
胡蘿蔔可防止皮膚乾燥粗糙，及頭髮乾、脆、易脫落等，常喝胡蘿蔔汁可讓皮膚光滑、頭髮黑亮。而鳳梨含有豐富的維生素C，兩者相互搭配，也就是維生素C的組合，有使肌膚白皙的功能。

本書全部採用日常常見的新鮮蔬果，隨處可得，讓您不用為了材料而傷腦筋。

依據每道飲料內含的不同營養素，所能達到的各種療效作詳盡的說明，讓您能更容易針對個人的需求，做適當的飲用。

簡單明瞭的製作方法，讓您輕鬆享用新鮮蔬果汁。

根據中醫古籍的記載，提供飲用時所需注意的建議。

製作美味生鮮蔬果汁的 6 大秘訣

1. 選用新鮮成熟的材料

選用越新鮮的蔬菜、水果來製作果菜汁，口味越好吃，維生素也不易流失，營養價值也越高。

2. 食材要快速清洗乾淨

蔬菜水果一般都會殘留一些農藥，所以必須在水龍頭下用清水沖洗乾淨，但是有些蔬菜所含的水溶性維生素很容易在水中流失，所以沖洗要快速並要把水分瀝乾再使用。

3. 製作前食材要冷藏，要飲用前才製作

冰涼的果菜汁風味更佳製作前果菜先放進冰箱冷藏，作好果菜汁就不用再加冰塊了。還有，要喝時才製作，口味才不會因氧化而變質，營養素也不會流失。

如果不喜歡菜渣的生澀味道，在果菜機攪拌後過濾菜渣，口感較滑順，但是菜渣含有大量粗纖維，營養素更豐富，不怕生澀味的話，可連菜渣一起喝。

4. 製作前準備周全，製作時動作要快速

事先把材料準備好，要剝皮及切成適當大小，都要事先完成，以縮短製作、攪拌的時間。減少維生素流失，及機具的損壞。

5. 使用蜂蜜增添甜味，不要使用砂糖

雖然果菜汁要有點甜味比較好喝，但絕不能使用砂糖，因為它在人體內會吸收維生素，反而造成營養素的消耗。

6. 一天以250～500cc的量為最適宜

果菜汁喝太多量，並不是越有效，每天適量250～500cc為宜，但不是喝一、二天就可看到效果，最重要的是長期每天適量持續飲用，才能治療特別的疾病。

CONTENTS
目錄

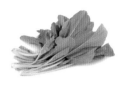

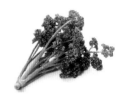

品名	中醫典籍功效記載	營養素成份
西瓜	性寒味甘，解暑除煩，利便醒酒，止渴清熱。寬中下氣，治口瘡。但腸胃潰瘍、寒濕者不宜多食。	含蛋白質、葡萄糖、果糖、蘋果酸及維生素A、B、C等。
鳳梨	性平味甘微澀，補益脾腎、生津和胃、清暑解渴、消食止瀉。體質過敏者食後腹痛、腹瀉、發癢不宜食之。	含豐富果糖、葡萄糖、氨基酸及多種維生素、礦物質。另含波蘿朊酶，有分解蛋白質及抗炎功用。
香蕉	性寒味甘，清熱潤肺、潤腸、止煩渴、解酒毒。亦可治療便秘、痔瘡、高血壓、冠心病。脾胃虛寒、胃酸過多少食之。	含碳水化合物、澱粉、脂肪、果膠、多種維生素和鈣、磷、鐵礦物質。低鹽量、沒有膽固醇。
木瓜	性平微寒味甘，有健脾胃、助消化、消暑解渴。舒筋活脈、和胃化濕。藥用木瓜稱番木瓜，有抗菌、抗癌作用。	含豐富糖分、有機酸、蛋白質及多種維生素A、B、C，並含木瓜蛋白酶，可分解蛋白質為氨基酸。而維生素A可抗氧化作用。
香瓜（甜瓜）	性寒味甘，瓜蒂有小毒，果肉止渴除煩熱，利小便、通三焦間壅塞氣，治口鼻生瘡、暑熱。腸胃潰瘍不宜多食。	果肉含蛋白質、檸檬酸、β胡蘿蔔素、維生素C等。瓜蒂含有「甜瓜苦毒素」可解因食物中毒的催吐功能。
檸檬	性平味酸甘，有化痰止咳、中暑煩渴、安胎及祛除皮膚色素之效用。	內含枸櫞酸、維生素B₂、C及鈣、磷礦物質。檸檬屬柑桔類，可提煉檸檬酸製造香精。
芭樂	性平味甘澀，消炎止血、止瀉、燥濕之功能。並治急慢性腸炎、濕疹、降血糖。便秘者忌食吃。	含大量維生素C是柑桔類3倍，及果糖、葡萄糖。雖含醣分，但可以降血糖。
水蜜桃	性微溫味辛酸甘，有補氣生津、活血消積、益顏解勞爲肺之果。但桃子也不宜多食，令人有熱及膨脹感。	含蛋白質、脂肪、糖、維生素B、C及鈣、磷、鐵礦物質。
草莓	性涼味甘酸，有潤肺、生津、健脾、消暑、解熱等。對腸胃病和貧血症狀頗具治療效果。	維生素C含量是蘋果的3倍，尚含有多種維生素及礦物質、氨基酸、葡萄糖、蘋果酸等。是低熱量、低糖的好水果。

品名	中醫典籍功效記載	營養素成份
枇杷	性平味甘酸，有潤燥、清肺、止咳、清熱、和胃之功效。枇杷過食會生痰，影響脾胃，核仁有毒，不宜食用。	含蛋白質、糖、蘋果酸、檸檬酸、維生素A、B及鈣、磷、鐵等礦物質。
梨子	性寒味甘，具清熱解毒、潤肺、消痰。急性氣管炎、口渴失音。並對肝火上亢及高血壓有效。胃寒及產婦不宜多食。	內含果糖、蘋果酸、檸檬酸、維生素B_2、B_1、C及多種礦物質。
葡萄	性平味甘，益氣補血，尚有治筋骨痛、鎮靜安胎。可治胃炎、慢性病毒性肝炎。葡萄糖分多，便秘者少食。	主含葡萄糖、蛋白質、卵磷脂、維生素A、B、C及少量檸檬酸、礦物質。
芒果	性涼味甘酸，有益胃、止嘔、通經、利尿、止渴等功效。不宜大量或與大蒜食用，易生發黃病。腎炎者慎食。	果肉含蛋白質、糖、粗纖維、β胡蘿蔔素及維生素B_1、B_2、C。
奇異果	性寒味甘酸，俗名獼猴桃，治消化不良、反胃、嘔吐、煩熱、尿路結石。但脾胃虛寒、口淡不渴不宜過食。	含糖、蛋白質、有機酸、維生素B、C及多種礦物質。
葡萄柚	性寒味甘酸，有寬中理氣、化痰止咳、健胃消食、消腫止痛、生津止渴。果汁含胰島素能降低血糖。	果肉內含非常豐富的維生素C，熱量卻很低，果肉含胰島素成份，能降低血糖。
柑橘	性涼味甘酸，潤肺、止咳、止瀉、利小便、開胃、行氣醒酒等，橘皮(陳皮)有順氣、止咳化痰。空腹不宜多食，以免有機酸傷胃粘膜。	果肉含豐富維生素C，並含糖、枸櫞酸、礦物質、粗纖維。橘皮含檸檬酸、維生素P。
柳橙	性涼味甘，有解油膩、消積食、消痰降氣、止渴生津、解酒等功效。	成分有橙皮甘、檸檬酸、蘋果酸、果糖、果膠、纖維素及維生素C、P。
蘋果	性涼味甘酸，有補心益氣、生津止渴、潤肺化痰、補腦助血、消食順氣，有治療腹瀉及便秘作用。	含糖、蛋白質、脂肪、各種維生素及礦物質、蘋果酸、檸檬酸、β胡蘿蔔素等。

品名	中醫典籍功效記載	營養素成份
薑	性溫味辛，袪寒發表、解鬱調中、行血通神，健胃止嘔、消水腫等功效。	內含揮發油、薑辣素、蛋白質及植物殺菌素等。生薑的藥用價值不斷發現，可抗癌、抗過敏、降低膽固醇等等。
高麗菜	性平味甘，有和胃、健脾止痛的效能，對腸胃潰瘍有癒合效果。	含有 β 胡蘿蔔素及豐富的維生素C、U。美國研究發現高麗菜具有抗癌作用。
油菜	性溫味辛，有活血化瘀、消腫的功能。對於口舌潰瘍、齒齦出血有療效。	富含維他命C、β 胡蘿蔔素、鈣、鐵和纖維素。鈣質含量為蔬菜之王。
芹菜	性平味甘，去伏熱、治煩渴。有消炎、調經、降壓、鎮靜、健胃利尿等功能。	含蛋白質、碳水化合物、鈣、磷、鐵礦物質及維生素A、B、C、P。
菠菜	性平味甘，有補血、活血、利五臟、通血脈、宣腸胃熱、止渴潤燥等功能。	含蛋白質、β 胡蘿蔔素、維生素及鐵。促進胰腺分泌，有助消化，但含草酸易與鈣質結合成草酸鈣，泌尿系結石者不宜多吃。
小黃瓜	性寒味甘，消熱解渴、利水道等作用。治療咽喉腫痛、胸中煩悶，有食療功效。	含醣類、維生素A、B₂、C、及多種礦物質。所含醣類不參與代謝，故糖尿病可食，血糖亦不會升高。
南瓜	性溫味甘，補中益氣、橫行經絡、利小便、潤肺止喘。但胃熱病人不宜多吃，也不宜與羊肉同食。	含豐富醣類、澱粉、蛋白質、礦物質及維生素。尤其維生素A是綠色蔬菜之冠。
蘿蔔	性涼味甘辛，能下氣消食、除痰潤肺、利尿醒酒及補虛功效。它的功效越來發現越多，有小人參美譽。	含有多種維生素、多種礦物質、粗纖維及蛋白質等。維生素C比梨子多8倍，還可分解致癌的亞硝胺，具防癌抗癌的作用。

品名	中醫典籍功效記載	營養素成份
洋蔥	性溫味辛，主傷寒、裡寒外熱、理血、發汗利水、解毒殺蟲的功效。	含蛋白質、脂肪、碳水化合物、β胡蘿蔔素、維生素群及多種礦物質。營養素豐富，是歐美菜肴不可缺的。
蕃茄	性微寒味甘酸，具生津止渴，健胃消食，清熱解毒的功效。不宜空腹吃，未成熟蕃茄吃多會頭暈、噁心。	含蛋白質、脂肪、碳水化合物、礦物質及維生素B_1、B_2、C、P，另含蕃茄素、檸檬酸、蘋果酸，是很營養的食物。
苦瓜	性寒味苦，主除邪熱、解勞乏、清心明目、益氣壯陽。脾胃虛者不宜過分生食。	維生素B1及C的含量是瓜類之首，另含蛋白質、脂肪、碳水化合物及礦物質。現在又發現含有多種氨基酸，具抗癌能力。
胡蘿蔔	性平味甘，寬中下氣、散腸胃滯氣。近代中醫認爲尚具降血壓、驅蟲、利尿功效。	含蛋白質、脂肪、醣類、維生素群、礦物質及β胡蘿蔔素。β胡蘿蔔素在人體內可轉成維生素A，可護膚及明目。
蓮藕	性寒味甘，生食具涼血散瘀、止渴除煩、解酒毒、上焦痰熱。煮熟性平味甘，補心生血、滋陰健脾開胃。婦女最合用。	含澱粉、碳水化合物、豐富的維生素B、C以及礦物質、蛋白質。而蓮子則可滋養元氣、養心安神、益腎固精等功效。
山藥	性平味甘，又稱准山，補而不滯、不熱不燥，補脾胃、止瀉痢、益腎強陰、固精益肺。搗泥外敷消腫硬毒。	含澱粉酶、蛋白質、脂肪、醣、礦物質及維生素。山藥的黏蛋白可保護口腔、腸胃黏膜，含鉀對腎臟有醫療效果。

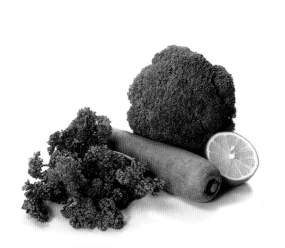

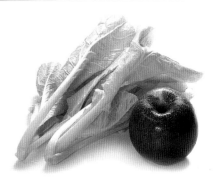

病症	蔬果民間療法	主治
感冒	梨子1個，切去蓋、挖去心，再加入川貝3公克，蓋上梨蓋，以牙籤固定，放入碗中隔水蒸熱，喝湯食梨，每日一個。	感冒咳嗽
	生薑5片，綠茶3公克，枇杷葉3葉（拭去絨毛），蔥白3根，泡熱開水10分鐘後飲用，每日2次。	傷風感冒
	新鮮西瓜100公克，番茄100公克，混合打汁服用，每日2次。	上呼吸道感冒發燒
高血壓	新鮮芹菜300公克，洗淨後切碎絞汁，每次50cc，一日2次，7天爲一療程。	高血壓頭漲痛
	山楂10公克，300cc水煎至150cc服用，每日一次。	高血壓心臟病
	香蕉柄30公克，香蕉花10公克水煎服，每日一次。	預防及治療高血壓腦溢血
冠心病	百合15公克，紅花3公克，以水煎服，每日2次，10日爲一療程。	動脈硬化
	生薑5片，黃瓜50公克，蔥白2根，蓮藕10公克，用熱開水沖泡20分鐘，取湯飲用，每日一次。	預防及治療冠心病
	蓮子30公克，薏苡仁20公克，芡實20公克，以水煎服，每日2次。	降膽固醇、治療高血壓動脈硬化
糖尿病	山藥20公克，黃連3公克，以水煎服，每日2次。	糖尿病煩渴、易餓
	冬瓜皮10公克，西瓜皮10公克，天花粉5公克，以水煎服，每日1次。	糖尿病口渴、尿濁
	土芭樂切片曬乾，煎湯當茶飲用，每日數次。	減緩糖尿病的併發症
肝病	茵陳60公克，大棗100公克，芹菜100公克，煎湯早晚各服1次。	黃疸型肝炎
	赤小豆10公克，薏苡仁10公克，大棗30公克，以水煎服，每日2次，連服20天。	急性病毒型肝炎
	金針葉20公克，茄子30公克，以水煎服，每日1次。	慢性肝炎

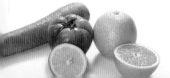

病症	蔬果民間療法	主治
腎臟病	冬瓜皮20公克，薑皮5公克，五加皮5公克，以水煎服，每日2次。	急性腎臟炎
	黑豆5公克，黃柏10公克，蘆根10公克，以水煎服，每日2次。	慢性腎臟炎水腫
	鳳梨50公克，鮮茅根30公克，以水煎服，每日1～2次。	急性腎臟炎
便秘	香蕉1—2根或蘋果1—2個，每日早晨空腹吃。	大便乾結
	新鮮馬鈴薯洗淨，連皮搗爛，用紗布絞汁，加入適量蜂蜜，每日早晨空腹服50cc，以15天為1療程。	習慣性便秘
	綠茶5公克，草決明30公克。先將草決明以水煎服，再泡綠茶飲用，每日1～2次。	習慣性便秘
胃腸病	馬齒莧30公克，芹菜30公克，蘿蔔30公克，生薑3片，以水煎服，每日2劑。	急性腸胃炎
	蓮藕2節，白茅根15公克，以水煎汁，再加韭菜20公克以紗布絞汁，混合後飲服。	腸胃潰瘍出血
	蒲公英20公克，山藥10公克，以水煎服，每日2次。	消化性潰瘍
失眠	大棗5個，小麥10公克，甘草5公克，以水煎服，每日2次。	躁症失眠
	百合30公克，元參5公克，以水煎服，睡前服用。	精神不寧難入眠
	桂圓肉200公克，浸入500cc白酒，密封15天，每日2次，每次10cc。	失眠、健忘、夢多
皮膚保健	橘皮與檸檬皮以熱水沖泡，代茶飲服。	皮膚粗燥，有美白功效
	苦瓜1個切塊加水以小火熬至苦瓜稀爛，取汁飲用。	青春痘
	杏仁去皮搗碎，加入蛋清攪勻，每晚臨睡敷臉，隔晨再以米酒加水稀釋擦去洗淨，20天為一療程。	除黑斑、使皮膚光亮
頭痛	蘿蔔葉20公克，山查5公克，青蒿20公克，以水煎服，每日3次。	一般性頭痛
	茶葉5公克，生薑5片，黑糖20公克，以水煎服。	風寒性頭痛
	菊花10公克，枸杞子10公克，枸杞根15公克，以水煎服，每日2次。	偏頭痛

促進兒童生長發育

孩子身體的成長、發育，與骨骼的成長有密切的關係，而影響骨骼成長的營養素有維生素D、鈣質和磷。當孩子攝取的營養素不夠，身體增高的速度就會緩慢，鋅、碘的不，也是因素之一。

幼兒時期的營養攝取足夠與否，對腦部的發育有著重大影響，而為了讓腦部順利的發育，應多攝取蛋白質、維生素B群等，能促進腦力充分發育的營養素。

運動量大的中小學生，不但上述的營養素不能缺少，攝取一些適宜脂肪質，以促進熱力、活力來源有其必要性。而每天應保持喝一杯蔬果汁，能幫助營養素迅速吸收，對於發育中的小孩子是很重要的。

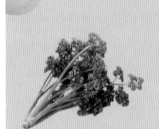 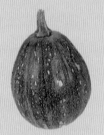 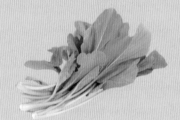 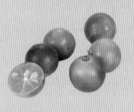

酪梨奇異果汁

材料

酪梨 …………………………1個

奇異果 ………………………1個

礦泉水 ………………………150cc

蜂蜜 …………………………1匙

作法

① 酪梨去皮去籽，奇異果去皮，切成適當塊狀。

② 將①與礦泉水放入果汁機攪拌，再加蜂蜜混勻。

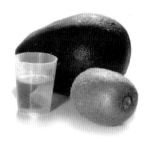

療效說明

酪梨原產於中南美，營養價值極高，含有植物性脂肪，爲不飽和脂肪酸，並含有維生素B₂、E、C，有「森林奶油」美稱。對於成長階段的兒童，最適宜食用。

蘋果香蕉牛奶汁

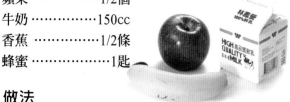

材料
蘋果 …………………1/2個
牛奶 …………………150cc
香蕉 …………………1/2條
蜂蜜 …………………1匙

做法
① 蘋果去皮去籽，香蕉去皮，都切成塊狀。
② 將所有材料一起放入果汁機攪拌。

奇異果柳丁汁

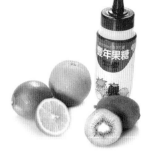

材料
奇異果 ………………1個
柳丁 …………………1個
檸檬 …………………1/4個
礦泉水 ………………150cc
果糖 …………………1匙

做法
① 奇異果去皮、柳丁去皮去籽，切成適當塊狀。
② 檸檬榨汁備用。
③ 將 ① 與水放入果汁機攪拌，再加檸檬汁、果糖混勻。

療效說明
奇異果及柳丁均含大量維生素C，能增強抵抗力、預防感冒，口感是微酸帶甜，很適合兒童的口味。

療效說明
牛奶含有豐富的鈣質與完全蛋白質，可促進骨骼健康成長，再加入蘋果更添風味、更好喝，是小朋友最佳營養補充品。

中醫建議
香蕉對於腸胃屬虛寒，胃痛、腹瀉、胃酸過多者不宜多食。

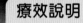
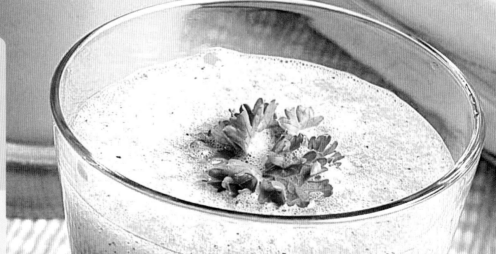

梨子蘋果汁

材料

梨子 ……………… 1個
蘋果 ……………… 1/2個
香蕉 ……………… 1根
礦泉水 ……………… 100cc
蜂密 ……………… 1匙

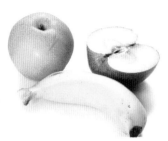

做法

① 梨子、蘋果去皮去籽切塊狀。

② 香蕉去皮切塊狀。

③ 將所有材料與水一起放入果汁機攪拌，再加蜂蜜混勻。

療效說明

綜合梨子、香蕉、蘋果這三種水果，不但水份、鈣質、維生素及熱量等營養豐富，味道又不錯，相信發育中的小孩一定會喜歡。

蘋果萵苣汁

材料

蘋果 ……………… 1/2個
萵苣 ……………… 2～3片
蜂蜜 ……………… 1匙
檸檬 ……………… 1/4個
優格 ……………… 50cc
礦泉水 ……………… 100cc

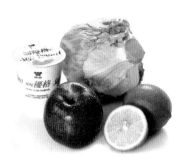

做法

① 蘋果去皮去籽，切成塊狀，檸檬榨汁備用。

② 將蘋果、萵苣、優格、礦泉水一起放入果菜機攪拌，再加入蜂蜜、檸檬混勻。

療效說明

萵苣含有維生素C與鈣質，又口感很清爽，跟蘋果搭配起來，所含的有機酸類可促進食慾。不僅如此，多吃萵苣，可預防兒童佝僂病，並幫助牙齒健康生長。

中醫建議

如不喜歡粗纖維菜渣，可過濾去渣，口感會更滑順好喝。

鈣質

（一日所需攝取量600毫克，大約300公克油菜，500cc牛奶）鈣質、鉀、鐵等都是屬於礦物質，在人體內都具有滑潤功能，如有殘缺不足，那麼很多營養素功能就無法完成。

　　而人體內的鈣質大部分儲存於牙齒和骨骼中，血液中也含有極少數鈣質，假如人體缺乏鈣質，骨骼中就會輸送出鈣質，導致骨骼疏鬆、情緒緊張焦慮不安。所以鈣質可預防骨折、骨質疏鬆症、精神不安、還有強化骨骼。

　　在油菜、蘿蔔、荷蘭芹、清江菜、加州梅、金橘、杏仁、優格、鮮奶，都含有豐富的鈣質。

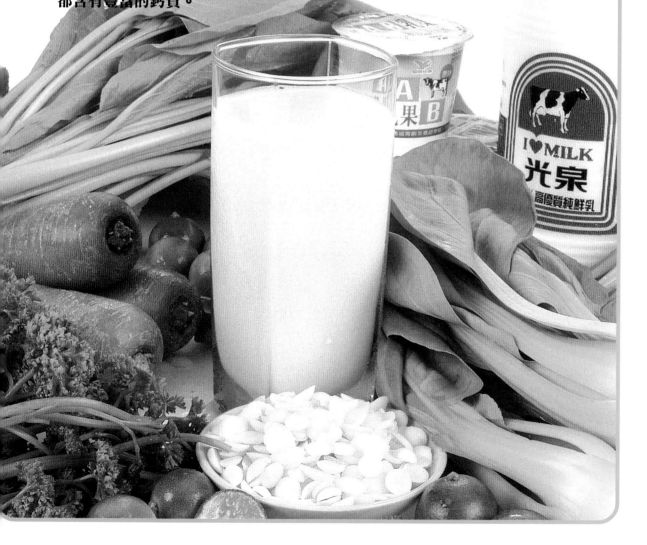

瓜瓜可爾必斯

材料

香瓜 …………1/2個　　蘇打水 …………150cc
哈蜜瓜 …………1/2個　　碎冰塊 …………適量
可爾必斯 ………40cc

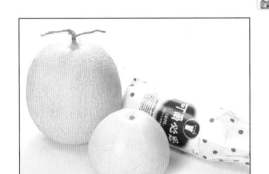

做法

① 香瓜、哈蜜瓜去皮去籽，後切成適當塊狀。
② 將①及可爾必斯、冰塊一起放入果汁機攪拌30秒。
③ 再加入蘇打水混勻。

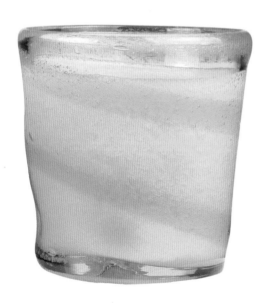

療效說明

兩種瓜類含大量水份及糖質，又含檸檬酸、β胡蘿蔔素及維生素C，均可消除暑熱、解除煩燥口渴，又加上可爾必斯的美味，非常適合學生當成提神醒腦的夏日涼飲。

草莓奶昔

材料

草莓 …………6個　　冰塊 …………適量
蘋果 …………1/2個　　礦泉水 …………150cc
香草冰淇淋 ……1大球

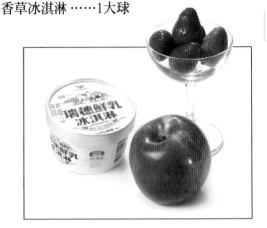

做法

① 草莓去蒂，蘋果去皮去籽，切成適當塊狀。
② 將所有材料一起放入果汁機攪拌均勻。

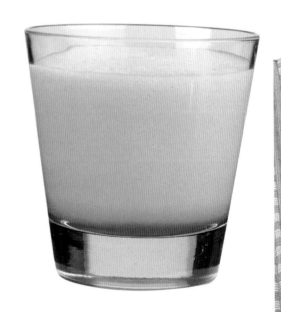

療效說明

草莓的營養價值很高，含有維生素B1、B2及大量維生素C，熱量低，加上蘋果的營養素及風味，又有冰淇淋的美味，相信大人小孩都喜歡。

檸檬雪克

材料

檸檬 ·····················1/2個
牛奶 ·····················150cc
優格 ·····················50cc
蜂蜜 ·····················1匙
冰塊 ·····················適量

作法

① 檸檬榨汁備用。

② 將檸檬汁與蜂蜜倒入雪克杯中充分搖勻。

③ 再加入牛奶和優格用力搖出泡沫。

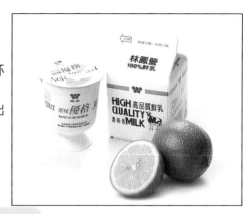

療效說明

充滿維生素C與鈣質的飲料,而且味道很香,所以很適合當作小朋友和學生們的點心飲料。

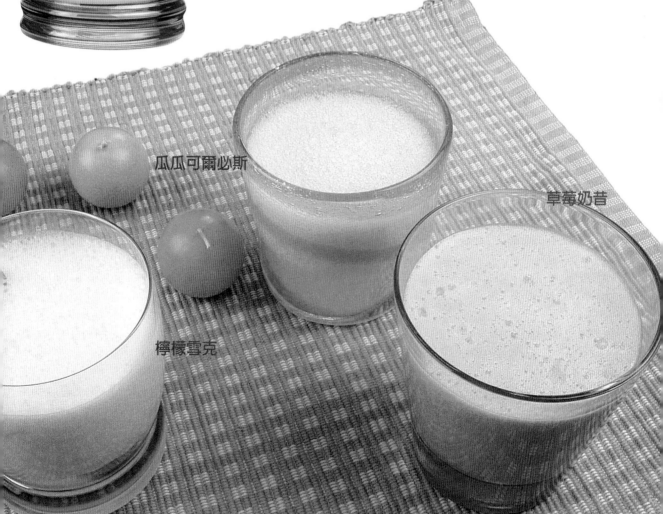

瓜瓜可爾必斯

草莓奶昔

檸檬雪克

養顏美白

　　人體的皮膚細胞是由蛋白質所構成，而膠原質是蛋白質的一種，它可保持皮膚及骨骼的彈性。而維生素A能保健肌膚、預防乾糙及皺紋，也能美髮、美指。維生素C能抑制皮膚色素沈澱，更能提高皮膚的抵抗力。

　　維生素B群能強化皮膚細胞代謝作用，而維生素E有抗氧化預防老化作用，使皮膚更顯潤澤。所以祇要均衡地攝取上述營養素，就能擁有吹彈可破的水水嫩嫩肌膚。

　　不過想要擁有白哲美人及美麗光滑潤澤的肌膚，生活上須規律化、睡眠必須充足，這兩項也須注意遵守。

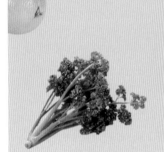 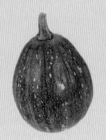 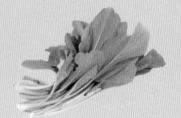 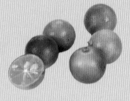

萊姆蘇打

材料
萊姆 ……………………1個
柳丁 ……………………1個
碎冰 ……………………1/2杯
蘇打水 …………………200cc

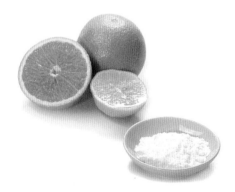

作法
① 萊姆、柳丁切對半，用檸檬擠汁器擠出湯汁。
② 將擠好的汁倒入玻璃杯中，放入適量的碎冰，加入蘇打水輕輕混勻即可。

療效說明
萊姆、柳丁屬於柑橘類，維生素C含量特別豐富，它有生津健胃的功效，愛美的女性多喝萊姆汁可養顏美容。加入蘇打水，口感更佳。

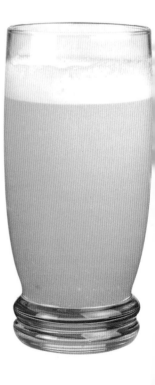

維生素C

（一日所需攝取量100毫克，大約100公克草莓）屬於水溶性維生素，主要功能是製造骨膠原，來連結細胞、皮膚、骨骼、血管、強化身體功效很大。可減少皮膚因受陽光照射所產生的色素，保有美白皮膚，固有「美容維生素」之稱。

維生素C還可能助膠原製成，促進副腎皮質荷爾蒙分泌，有效減輕精神壓力。維生素C的功能很大，但卻容易氧化、溶於水、加熱就遭破害，故攝取時應多攝取，過多也無害。由上述功能，故可預防感冒、肌膚粗糙、成人病及敗血症、增強免疫力，達到抗氧化、預防癌症及安定精神作用。

在綠椰菜、高麗菜、荷蘭芹、馬鈴薯、蓮藕、木瓜、芭樂、柚子、檸檬、草莓、奇異果、葡萄柚等都含有豐富維生素C。

鳳梨蛋蜜汁

材料

鳳梨	1/4片
胡蘿蔔	50g
蛋黃	1個
蜂蜜	1匙
礦泉水	150cc

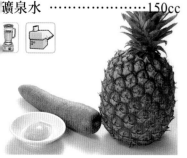

作法

① 胡蘿蔔去皮，切成條狀，後放入果菜機榨汁。

② 鳳梨去皮，切成塊狀。再加入蛋黃、蜂蜜、礦泉水、胡蘿蔔汁一起放入果汁機攪拌。

療效說明

胡蘿蔔可防止皮膚乾燥粗糙，及頭髮乾、脆、易脫落等，常喝胡蘿蔔汁可讓皮膚光滑、頭髮柔亮。而鳳梨含有豐富的維生素C，兩者相互搭配，也就是維生素A、C的組合，有使肌膚白皙的功能。

中醫建議

鳳梨含菠蘿朊酶，會使皮膚過敏，但如去皮將果肉泡鹽水一下，會使部份有機酸分解，可減少過敏，消化器有潰瘍及嘴破者應少吃鳳梨。

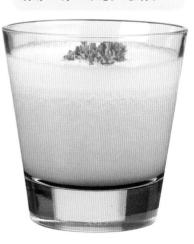

草莓奶酪汁

材料

草莓 …………6個
葡萄柚 ………1/2個
優酪乳 ………150cc
蜂蜜 …………1匙

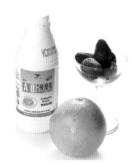

作法

① 草莓去蒂，切成適當大小。

② 葡萄柚以檸檬果菜機絞出汁。

③ 所有的材料放入果汁機中攪拌成汁。

療效說明

草莓的糖質與優酪乳的完全蛋白質，吸收後不會形成脂肪，再加上維生素C的組合，可防止皮膚乾燥，消除斑點很有效。

高麗菜蘋果汁

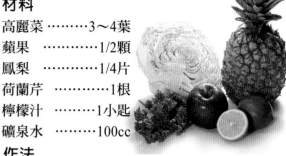

材料

高麗菜 ………3～4葉
蘋果 …………1/2顆
鳳梨 …………1/4片
荷蘭芹 …………1根
檸檬汁 ………1小匙
礦泉水 ………100cc

作法

① 蘋果去皮，鳳梨去皮去芯，分別切塊。

② 所有材料放入果汁機攪拌後過濾。

③ 最後再加上檸檬汁混勻。

療效說明

這些材料都能降低血液中膽固醇的含量，使血液淨化，預防脂肪的累積，每天喝一、二杯還可減肥。

木瓜蛋蜜汁

材料

木瓜 …………1/2個
檸檬 …………1/3個
蛋黃 …………1個
優酪乳 ………150cc
蜂蜜 …………1匙

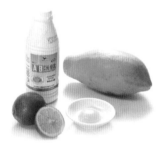

作法

① 木瓜去皮去籽切成塊狀。

② 檸檬榨汁備用。

③ 木瓜、蛋黃、優酪乳一起放入果汁機攪拌。

④ 再加入檸檬汁、蜂蜜混勻。

療效說明

木瓜不但能促進消化，維生素C的含量比柳、柑類更多，並且木瓜酵素能分解蛋白質，這樣的組合，營養素更能迅速吸收。對油性皮膚的人，能抑制油脂分泌、有美肌的效果。

胡蘿蔔蘋果汁

材料

胡蘿蔔 ………1/2條
蘋果 …………1/2個
香吉士 …………1個
礦泉水 ………150cc

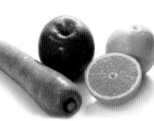

作法

① 胡蘿蔔去皮，切成適當塊狀。

② 蘋果去皮去芯，香吉士去皮去籽，分別切成塊狀。

③ 將所有材料放入果菜機榨汁。

療效說明

蘋果具有美容效果是不必爭議的。而胡蘿蔔含有維生素A，有抗氧化作用，可預防肌膚衰老乾燥，再加上香吉士就更增添美味了。

中醫建議

過量的β胡蘿蔔素會使皮膚變黃，所以不宜超量飲用。

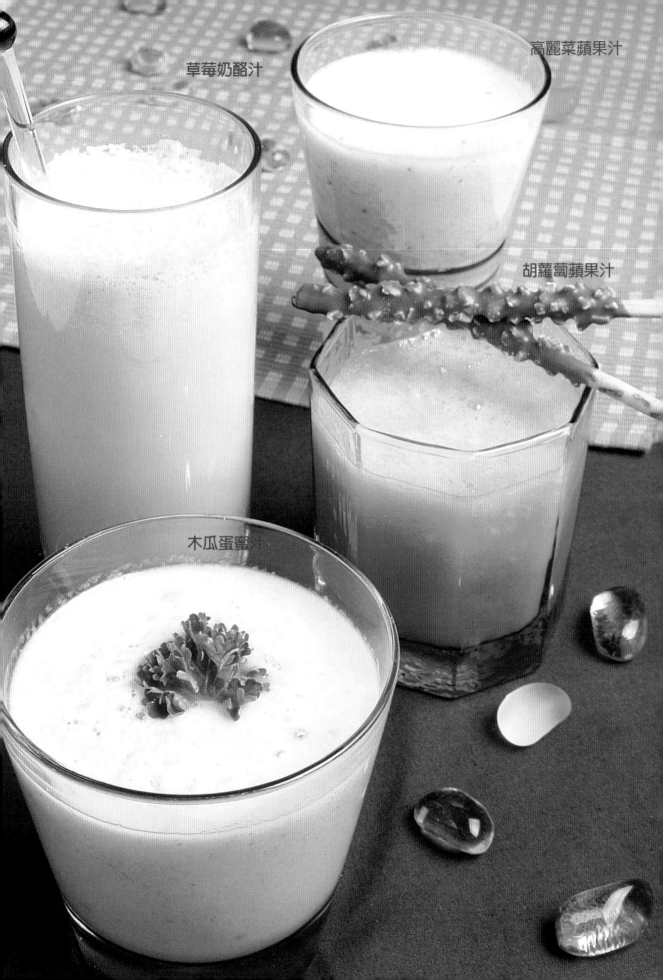

草莓奶酪汁

高麗菜蘋果汁

胡蘿蔔蘋果汁

木瓜蛋蜜汁

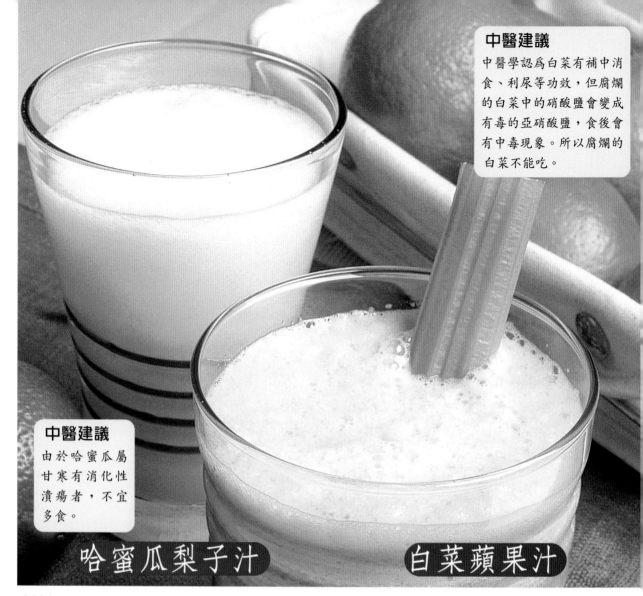

中醫建議

中醫學認為白菜有補中消食、利尿等功效，但腐爛的白菜中的硝酸鹽會變成有毒的亞硝酸鹽，食後會有中毒現象。所以腐爛的白菜不能吃。

中醫建議

由於哈蜜瓜屬甘寒有消化性潰瘍者，不宜多食。

哈蜜瓜梨子汁

白菜蘋果汁

材料

哈蜜瓜	1/3個
梨子	1/2個
檸檬	1/3個
礦泉水	150cc

做法

① 哈蜜瓜去皮去籽，切成適當塊狀。

② 梨子去皮去芯，切成適當塊狀。

③ 檸檬榨汁備用

④ 將 ① 及 ② 與礦泉水放入果汁機攪拌，再加上檸檬汁混勻。

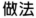

療效說明

帶甜味的哈蜜瓜與梨子搭配酸味的檸檬，口感極佳，再加上維生素C豐富的組合可抑制色素形成，對消除斑點很有效。

材料

白菜	100g
蘋果	1個
蜂蜜	1匙
礦泉水	150cc

做法

① 蘋果去皮去芯，切成適當大小。

② 白菜切成適當大小，和蘋果一起放入果菜機中榨汁。

③ 再加入蜂蜜、礦泉水混勻。

療效說明

蘋果內含奎寧酸、蘋果酸、檸檬酸等，對消化不良、整腸有相當作用，而所含的果膠可防止便秘，與含豐富維生素C的白菜組合，是另有一番風味的美顏美白的飲料。

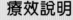

蕃茄西瓜汁

材料

蕃茄 ·················1個
西瓜 ··············250g
檸檬 ··············1/4個

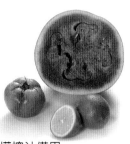

做法

① 蕃茄去蒂,切成4塊。檸檬榨汁備用。

② 西瓜去皮去籽,也切成塊狀。

③ 將所有材料放入果汁機攪拌。

④ 再加入檸檬汁混勻,也可加些鹽,味道更可口。

療效說明

蕃茄維生素P含量豐富,可保護皮膚健康,而所含的有機酸可保護西瓜的維生素不受破壞流失。是夏天消暑美容的最佳飲料。

中醫建議

蕃茄不宜在空腹食吃,因其所含膠酚成份不易溶解,會引起爲胃擴張、腹痛。

葡萄柚果汁

材料

葡萄柚 ··············1個
柳橙 ···············1個
橘子 ···············1個
萊姆 ··············1/2個
果糖 ··············1小匙
礦泉水 ············50cc

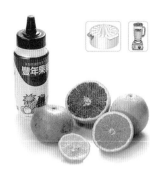

做法

① 葡萄柚和橘子去皮切對半。

② 所有的材料,用檸檬果菜機榨出果汁來。

③ 加入果糖、礦泉水混勻。

療效說明

這4種水果被公認爲不含熱量,但含維生素C很高的水果,而維生素C被稱爲「美容的維他命」,可以防止皮膚老化,及消除色素沈積產生的斑點。喝再多也祇有美麗不會胖。

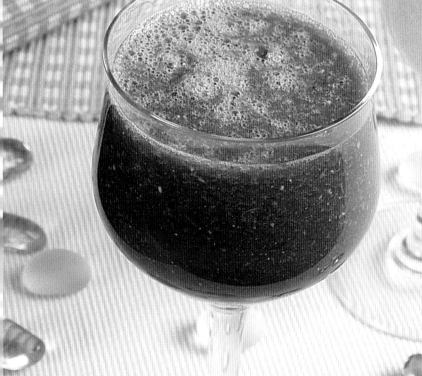

增強抵抗力、抗老化

多攝取維生素A、C、E提高免疫力，增強抗氧化功能。

　　人體隨著年齡的增加，血中被氧化的過氧脂肪會增加，而產生老化現象，使免疫力降低、激素分泌不足、解毒功能降低等等，或出現異常細胞致使產生病症。然而因老化使免疫力降低，罹患癌症比例也較高。

　　老化現象有的是無法自我觀察得知，尤其是內臟系統。但是由皮膚缺乏彈性、多皺紋、老花眼、黑色肝斑、頭髮變白、骨縮腰屈就可視為老化現象。

　　所以過30歲後，就要多攝取維生素C提昇免疫系統功能，多攝取維生素E產生抗氧化作用來抑制老化。以及維生素A的 β 胡蘿蔔素有防癌功能。這些營養素是青春、健康不可缺或少的。

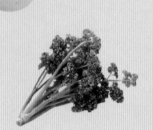 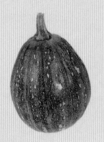 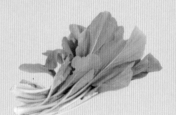 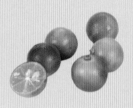

馬齒莧果菜汁

材料

馬齒莧 ……………………50g
蘋果 …………………………1/2個
鳳梨 …………………………1/4片
礦泉水 ……………………100cc
蜂蜜 …………………………1大匙

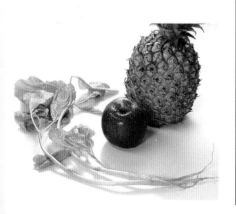

作法

① 馬齒莧切碎，蘋果、鳳梨去皮去籽，切成適當塊狀。

② 將 ① 及水放入果菜機攪拌濾過，再加蜂蜜混勻。

療效說明

「本草綱目」記載馬齒莧：「散血消腫，利腸滑胎」。「滇南本草」記載：「益氣、寬中下氣、療瘡紅腫熱毒」。現代醫學研究本品含有乙醇浸液，對大腸桿菌、痢疾桿菌有明顯抗菌功能，是「天然抗生素」，並且含有大量去甲基腎上素，對於身體營養補給很有幫助，經常食用可增強抗體、活化細胞。

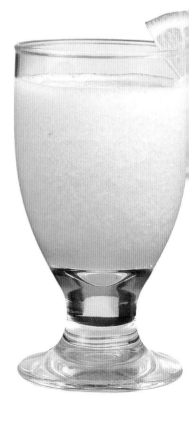

花椰菜汁

材料

花椰菜 ……………………100g
胡蘿蔔 ……………………1/2條
蘋果 ………………………1/2個
檸檬 ………………………1/4片
礦泉水 ……………………100cc
楓糖 …………………………1匙

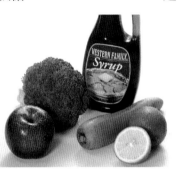

作法

① 花椰菜切碎，胡蘿蔔、蘋果去皮，切成適當塊狀。
② 將 ① 放入果菜機榨汁。
③ 再加入檸檬汁、礦泉水、楓糖混勻。

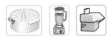

> **療效說明**
> 花椰菜含有高單位維生素C，並具多種礦物質，它不但能增強肝臟功能，更可提高免疫能力、及抗癌作用。再加上胡蘿蔔、蘋果，營養更豐富，味道更爽口。

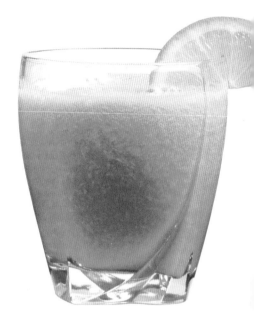

山藥牛蒡汁

材料

山藥 …………………………50g
牛蒡 …………………………50g
蘋果 ………………………1/2個
檸檬 ………………………1/4片
礦泉水 ……………………100cc
楓糖 …………………………1匙

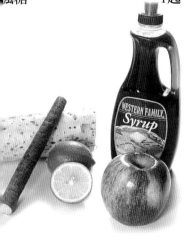

作法

① 山藥、牛蒡去皮切成小段，蘋果去皮去籽。
② 檸檬榨汁備用。
③ 將 ① 及水一起放入果菜機攪拌後過濾，再加入檸檬汁、楓糖混勻。

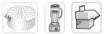

> **療效說明**
> 「本草備要」記載山藥的功效：「味甘歸脾，入脾肺二經，補其不足，益腎強陰，補陽氣生」，所以山藥具滋養強身的功效，可以增強體力。而牛蒡的功效可以抑制血清膽固醇，預防生活習慣所引起的成人病。
>
> **中醫建議**
> 山藥有收斂作用，所以大便燥結者，不宜多飲。

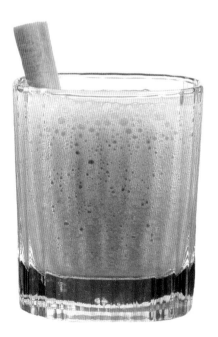

蕃茄柳丁汁

材料

蕃茄	1個	檸檬	1/4片
紅蘿蔔	1/2條	蜂蜜	1匙
柳丁	1個	礦泉水	100cc

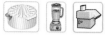

做法

① 紅蘿蔔去皮與蕃茄去蒂，切成塊狀。

② 柳丁切半及檸檬榨汁備用。

③ 將①及水放入果菜機攪拌過濾，再加入柳丁汁、檸檬汁、蜂蜜混勻。

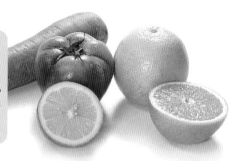

療效說明

蕃茄所含的營養素不計其數，有「常吃蕃茄，不求醫生」的美譽。醫學界認為它是未來重要營養食物之一。近來還發現它內含一種抗癌、防衰老物質——谷胱甘它可讓細胞延遲衰老，亦即有抗氧化活化細胞的功效。

小松菜綜合果汁

材料

小松菜	1株
胡蘿蔔	1/2條
葡萄柚	1/2個
鳳梨	1/4片
蜂蜜	1匙
礦泉水	100cc

做法

① 小松菜切成適當段狀。

② 胡蘿蔔、葡萄柚、鳳梨去皮去籽，切成適當塊狀。

③ 將①、②及水放入果汁機攪拌後濾渣，再加入蜂蜜混勻。

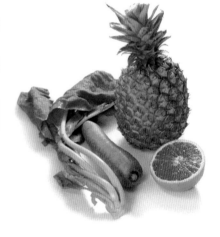

療效說明

β胡蘿蔔素在人體內可轉化成維生素A，而維生素A可抑制有害的活性氧分解，具抗氧化作用，並活化免疫細胞、預防癌細胞產生。多喝常保健康與美麗。

酪梨芒果汁

材料

酪梨	1個	蘋果	1/2個
芒果	1/2個	礦泉水	100cc

作法

① 酪梨、芒果、蘋果去皮去籽，切成適當塊狀。

② 將所有材料一起放入果汁機攪拌。

療效說明

維生素E可防止細胞老化，維生素A有抗氧化、抗癌作用。酪梨、芒果維生素E、A含量十分豐富，再加萬能醫生——蘋果的調和，是健康、增強抗體不可欠缺的飲品。

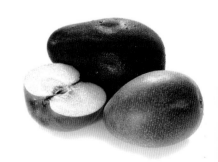

中醫建議

飽飯後不宜多食芒果，容易引起腹痛，腎臟病患者，尤其應少食。有些過敏體質的人，吃芒果會引起皮膚癢的現象。

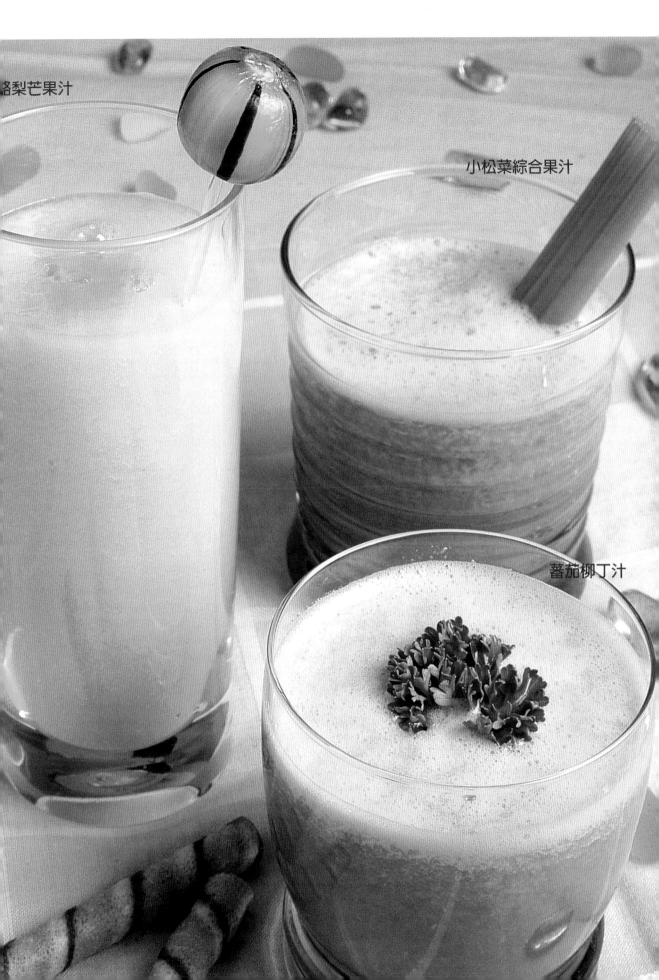

酪梨芒果汁

小松菜綜合果汁

蕃茄柳丁汁

消除壓力、放鬆心情

含鈣、鐵、鎂的礦物質對情緒緊張、壓力重很有幫助。

精神不安、興奮、緊張、壓力等，是現代人越來越多的文明病。有些人因上述狀況，產生失眠，以致造成精神、肉體上痛苦不堪，如果長期處於這種狀況，容易引起燥鬱病或神經衰弱。

中醫範圍領域裡屬「不寐」，「虛損」、系心脾不足、陰虛火旺。治療以捕志養脾、滋陰補腎、清心降火、安神定志等法。

平時工作忙碌、生活緊張的人，對於鈣鐵鎂絕對不能缺少，它們具有緩和緊張、焦慮、安定神經作用，並且要攝取大量維生素C，因為維生素C可製造腎上腺抗壓荷爾蒙來承受壓力。除了攝取這些營養素調整體質，有時也要轉換心情，放鬆自己，達到真正消除壓力。

檸檬優格蘇打

材料

檸檬	1/3個
萊姆	1/3個
蜂蜜	1小匙
優格	1/3杯
蘇打水	150cc

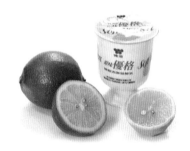

作法

① 檸檬和萊姆，用檸檬果菜機榨汁。

② 將優格和蜂蜜加入檸檬和萊姆汁中攪勻。

③ 最後再加入蘇打水。

療效說明

當你感覺壓力沈重，想轉換一下心情時，建議飲用這種果汁。因為萊姆和檸檬的芳香，具有放鬆的效果，含有維生素C及枸櫞酸，具有消除疲勞與壓力，而優格中的鈣則能穩定神經。

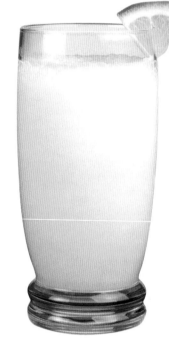

核桃酪梨汁

材料

核桃	3粒
酪梨	1/2個
檸檬汁	1小匙
蜂蜜	2小匙
礦泉水	150cc

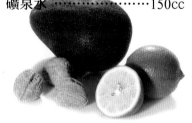

作法

① 酪梨去皮，切成適當大小。

② 核桃壓碎。

③ 所有材料放入果汁機中攪拌。

療效說明

核桃含有高蛋白營養豐富，有「健康之友」之稱，具有補血益精功效，而酪梨含有豐富維生命E，有促進血液循環，放鬆心情之效能。

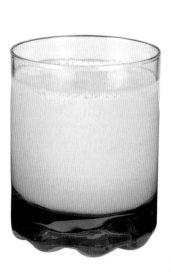

高麗菜水果汁

材料
高麗菜…………50g
草莓……………4個
蘋果……………1/2個
檸檬汁…………1/2個
牛奶……………100cc

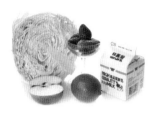

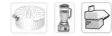

做法
① 草莓去蒂，蘋果去皮去芯，切成適當大小，高麗菜撕小塊。
② 全部材料一起放入果汁機中攪拌。

療效說明
維生素C和蛋白質及鈣質具有抗壓的效果，草莓所含的維生素C是梨子的9倍，搭配牛奶的鈣質，對於消除精神壓力頗具效果。

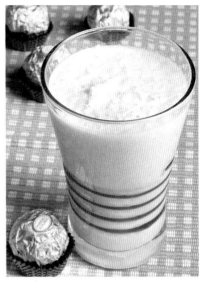

油菜綜合汁

材料
油菜葉…………80g
西洋芹…………1根
胡蘿蔔…………30g
檸檬汁…………1/2個
蜂蜜……………1大匙
礦泉水…………100cc

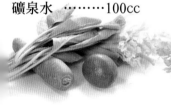

作法
① 油菜、西洋芹和胡蘿蔔切成適當大小。
② 全部材料，一起放入果汁機中攪拌過濾。
③ 將檸檬汁、蜂蜜加入 ② 中拌勻。

療效說明
情緒時常煩躁，容易精神緊張的人，需要攝取足夠的鈣質，而油菜含豐富的鈣、鐵等，再加上西洋芹的芳香成份，具有安定情緒作用。所以此道飲料對消除壓力有非常良好的效果。

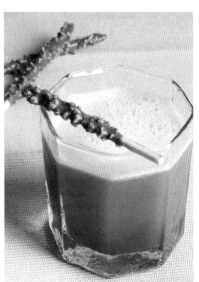

芹菜葡萄柚汁

材料
芹菜……………1根
葡萄柚…………1/2個
蜂蜜……………1匙
礦泉水…………150cc

做法
① 芹菜切成段狀，葡萄柚榨汁備用。
② 將芹菜用果菜機榨汁，再加入所有材料混勻。

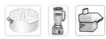

療效說明
葡萄柚的維生素C含量豐富，在精神緊張時，有助於安眠。芹菜功能眾多，不但可降血壓，也有鎮靜、消除疲勞作用。

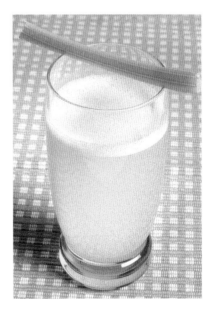

消除疲勞、恢復體力

多攝取維生素B$_1$與E，維生素C也不能缺。

　　疲勞可分為肉體疲勞與精神疲勞兩種，肉體疲勞精神一定不繼，而精神疲勞，身體自然感到無力感。

　　如果是肉體疲勞，可能是乳酸積存過量所產生。維生素B可分解乳酸，維生素E可促進血液循環，加強代謝廢物，擴張血管讓身體放鬆，達到消除肉體疲勞。而因壓力產生的精神性疲勞，要多攝取維生素C，達到抗壓的效果。

　　對於雙重疲勞的消除，有充分的休息與睡眠，以及心情的放鬆，這也是很大的因素。

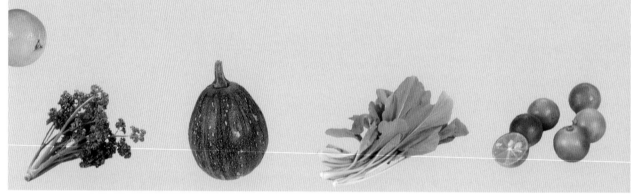

葡萄蘋果奶汁

材料

葡萄 ……………………220g
牛奶 ……………………100cc
蜂蜜 ……………………1小匙
蘋果 ……………………1/2個

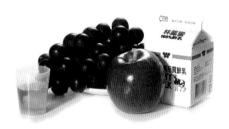

作法

① 葡萄切對半去籽，蘋果去皮切成適當大小。

② 所有材料放入果汁機中攪拌。

療效說明

葡萄含有豐富的葡萄糖，具有補虛、營養強壯作用，再加上牛奶的高蛋白質與鈣質所以能補充體力、消除疲勞。

中醫建議

葡萄含糖量很高，有便秘及腸胃虛寒不宜多食又『本草綱目』作者李時珍說葡萄食過多，眼睛澀滯發暗。

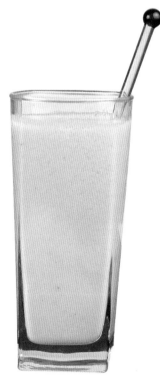

奇異果精力汁

材料

奇異果 …………… 1個
鳳梨 ……………… 150g
檸檬汁 …………… 1小匙
牛奶 ……………… 100cc

做法

① 奇異果去皮，切成
適當大小。

② 鳳梨切成適當大
小。

③ 所有材料放入果
汁機中攪拌。

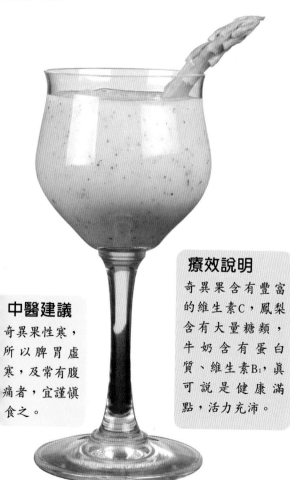

中醫建議

奇異果性寒，
所以脾胃虛
寒，及常有腹
痛者，宜謹慎
食之。

療效說明

奇異果含有豐富
的維生素C，鳳梨
含有大量糖類，
牛奶含有蛋白
質、維生素B₁，真
可說是健康滿
點，活力充沛。

哈蜜瓜雪克

材料

哈蜜瓜 …………… 100g
水蜜桃 …………… 1個
牛奶 ……………… 100cc

做法

① 哈蜜瓜和水蜜桃分別去
皮去籽，再切成適當大小。

② 所有材料放入果汁機中攪拌。

療效說明

這是含有豐富水份及葡萄糖的哈蜜瓜，和含有
豐富的鐵質，具有活血作用的水蜜桃，兩種組
合能補足因大量流汗所喪失的礦物質，能消暑
熱、消除疲勞、恢復體力。

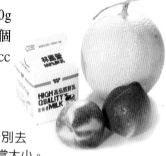

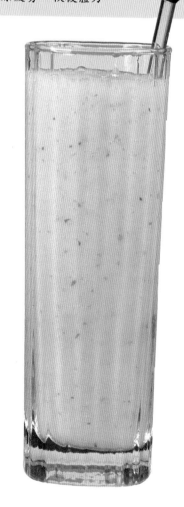

小黃瓜芹菜汁

材料
蕃茄 ……………………2個
小黃瓜 …………………1根
洋蔥 ……………………50g
荷蘭芹 …………………1根
礦泉水 …………………150cc

作法
① 蕃茄去蒂與小黃瓜、洋蔥、荷蘭芹切適當大小。
② 將所有材料放入果汁機攪拌成汁濾渣。

療效說明
疲勞時要補充體力需要蛋白質和維生素C的飲料，蕃茄所含的維生素C是西瓜的10倍以上，荷蘭芹所含的鈣、鐵、鋅十分豐富，再加上能消除疲勞的洋蔥，是恢復體力的最佳飲品。

蕃茄蛋蜜汁

材料
蕃茄 ……………………2個
蛋黃 ……………………1個
蜂蜜 ……………………1大匙
檸檬汁 …………………1大匙
礦泉水 …………………100cc

作法
① 將蕃茄、礦泉水及蛋黃放入果汁機攪拌。
② 再加入蜂蜜、檸檬汁拌勻。

療效說明
蕃茄是屬於鹼性的蔬菜，所以能夠中和偏酸的血液中所含的檸檬酸、蘋果酸可以促進消化，而蕃茄所含的維生素B可以減慢腦細胞疲勞，所以對消除疲勞、恢復體力也有幫助。

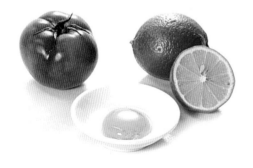

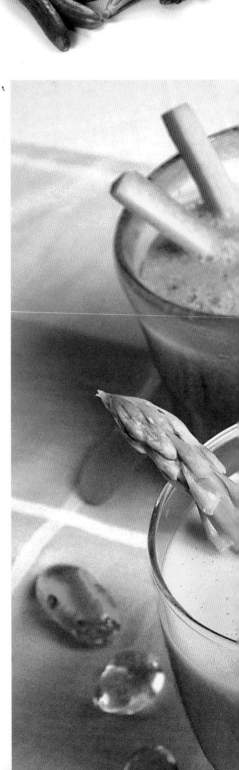

南瓜汁

材料
南瓜 ……………………150g
牛奶 ……………………150cc
果糖 ……………………1大匙

作法
① 南瓜去籽,切成滾刀塊,
　 煮熟後去皮。
② 將南瓜和其他材料一起放
　 入果汁機攪拌。

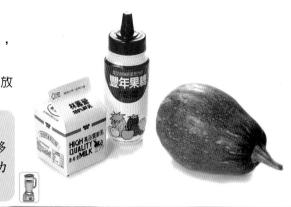

療效說明
日本人稱南瓜為「蔬菜之王」,含有豐富的糖類、蛋白質及多
種礦物質,有潤肺補氣功效。另外也含鋅元素,有恢復精力
的作用,多喝可常保精力充沛。

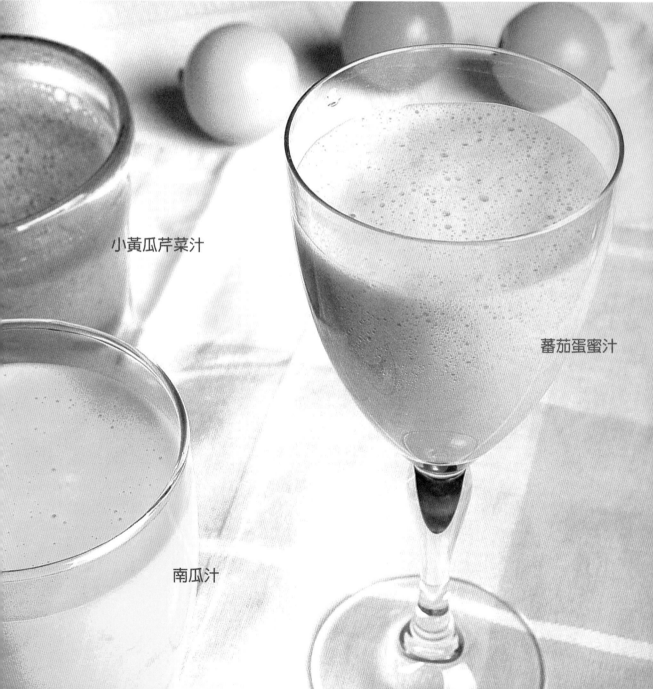

小黃瓜芹菜汁

蕃茄蛋蜜汁

南瓜汁

產後營養補充

大部分的孕婦，在初期的妊娠間會發生孕吐、噁心，後期易發生手足水腫、小便不利。這是懷孕期間，全身代謝功能變化，導致尿液中黃體物質排泄量增加，某種氨基酸異常，易引起孕吐現象，維生素B可防止氨基酸異常，所以在懷孕期間要加倍攝取維生素B_6。維生素D是製造活性鈣質，胎兒必需的營養素。維生素B_{12}是造血、恢復體力的功能，產後補血及調養必需品，宜多攝取。

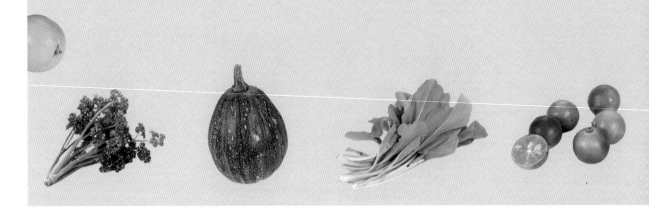

紅酒葡萄汁

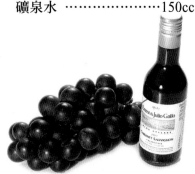

材料

葡萄 ……………………20粒
紅酒 ……………………5cc
礦泉水 …………………150cc

作法

① 葡萄用水充分洗淨，用果菜機榨汁。

② 加入紅酒、礦泉水攪拌均勻，最適合當作孕婦的飯前酒。

療效說明

含有大量葡萄糖及鐵質，並可促進食慾，補充營養，改善孕吐現象的厭食。

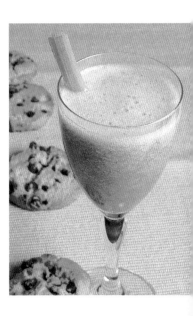

菠菜橘子汁

材料

菠菜葉 ……………………2株
橘子 ………………………1個
優酪乳 …………………150cc
蜂蜜 ………………………1匙

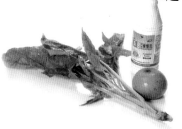

作法

① 菠菜葉切碎，橘子去皮去籽。

② 將①與優酪乳一起放入果汁機攪拌。

③ 再加入蜂蜜混勻。

療效說明

菠菜含有大量的鐵質，優酪乳含有大量的鈣及完全蛋白質，這些都是胎兒最需要的營養素。

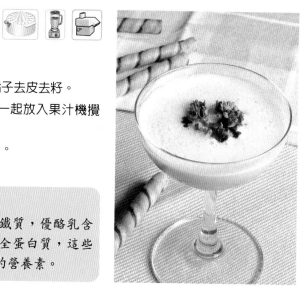

蕃茄橘子汁

材料

蕃茄 ………………………1個
橘子 ………………………1個
胡蘿蔔 …………………1/2條
礦泉水 …………………100cc

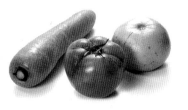

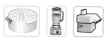

作法

① 蕃茄去蒂切成4塊，胡蘿蔔、橘子去皮去籽。

② 將所有材料與水一起放入果汁機攪拌後過濾。

療效說明

蕃茄含有豐富的維生素及葡萄糖，並且所含的有機酸對維生素C有保護作用，而橘子含有大量維生素C，與蕃茄搭配，維生素C不容易流失。

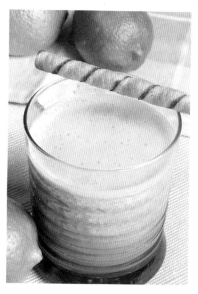

蘆筍蘋果汁

材料

蘆筍 ………………………5根
蘋果 ……………………1/2個
豆乳 ……………………200cc

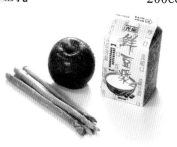

作法

① 蘆筍切段狀，蘋果去皮去籽切成塊狀。

② 將所有材料放入果菜機攪拌。

療效說明

蘆筍在「唐本草」記載「治嘔逆不食、胃中熱」。「日華本草」記載：「時行熱病，孕中胎熱」性涼善、味甘近補。對於孕吐、胃口不佳者有止嘔、和胃的功效。

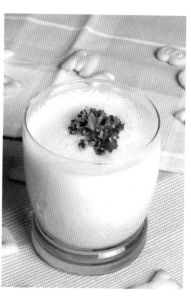

保護視力

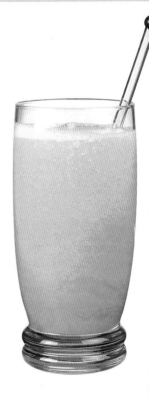

多攝取維生素A及B群，
維生素E可防止老花眼。

　　現代人隨著社會生活習性的進步改變，很多人都要長時間使用電腦、觀看電視、或長時間開車造成眼睛長期疲勞，視功能減弱，視力模糊及易於老化。像這類機能性質疾患以外的視力減退，就要靠平時的保健，如須長時間用到眼力，每隔一段時間就須閉眼休息，以及轉移視線或按摩眼部，並攝取補充維生素。

　　維生素A在保護眼睛方面有很重要關係，不但可防止夜盲症，並有增強黏膜，防止感染結膜炎。維生素B群可提供能量，強化代謝作用，消除眼神經疲勞。維生素E有助行血而使水晶體靈活，眼球運動活潑，減緩老化。所以有發覺視力減退、疲勞，上述營養素是不可缺的。

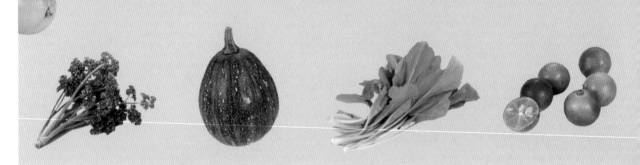

芒果汁

材料

芒果 ………………………1/2個
檸檬 ………………………1/3個
礦泉水 ……………………200cc

作法

① 芒果去皮去籽，切成適當片狀。

② 檸檬榨成汁。

③ 將芒果、礦泉水放入果汁機中攪拌後加入檸檬汁混勻。

療效說明

芒果對乾眼症等眼睛問題頗具療效，同時因其含有的維他命C不容易損失，所以能預防肌膚乾燥。但芒果對過敏體質的人易引起皮膚炎，每次慎用勿多食。

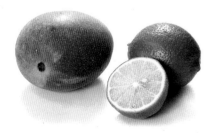

胡蘿蔔紅素汁　　　枸杞胡蘿蔔汁

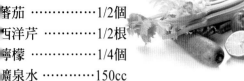
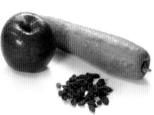

材料

胡蘿蔔 ……………1根
蕃茄 ……………1/2個
西洋芹 ……………1/2根
寧檬 ……………1/4個
礦泉水 ……………150cc

做法

① 胡蘿蔔去皮、蕃茄去蒂，分別切成塊狀。

② 西洋芹切成段狀，和 ① 一起放入果菜機中榨汁。

③ 檸檬榨汁備用。

④ 將榨好的果汁倒入杯子中，與檸檬汁、礦泉水混勻。

材料

枸杞子 …………15粒
胡蘿蔔 …………1/2條
蘋果 ……………1/2個
蜂蜜 ……………1匙
礦泉水 …………50cc

做法

① 將胡蘿蔔去皮，蘋果去皮去籽。

② 將 ① 及枸杞子放入果菜機榨汁。

③ 再加入蜂蜜、礦泉水混勻。

療效說明

「本草綱目」記載枸杞有益精明目的功效，是眾人皆知，再加上胡蘿蔔的豐富維生素A，對於保健視力及白內障的預防很有效。

療效說明

這是含有豐富維他命A及 β 胡蘿蔔素的飲料，所以能促進眼睛黏膜的運作，預防乾眼症及結膜炎。

荷蘭芹汁

材料
荷蘭芹 ……………………1朵
綠椰菜 ……………………1小朵
胡蘿蔔……………………1/2條
檸檬……………………1/3個
蜂蜜 ……………………1大匙
礦泉水 ……………………100cc

作法
① 荷蘭芹、綠椰菜切碎狀。

② 胡蘿蔔去皮切塊狀。

③ 將所有材料放入果菜機榨汁。

④ 再加入蜂蜜、礦泉水混勻

療效說明
荷蘭芹及綠椰菜所含的維生素A、B、C群，都非常豐富。有安定視神經的作用，對眼睛具補充營養的作用。再加上胡蘿蔔就變成最佳保健視力的飲料。

綠色油菜汁

材料
油菜……………………50g	胡蘿蔔 ……………………1/3條
高麗菜……………………50g	蜂蜜……………………1匙
蘋果 ……………………1/3個	礦泉水 ……………………150cc

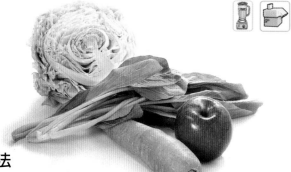

做法
① 油菜葉撕小塊，高麗菜亦撕成小塊。

② 蘋果去皮去籽，胡蘿蔔去皮，切成適當塊狀。

③ 全部材料與水一起放入果菜機中榨汁，過濾後加入蜂蜜、礦泉水混勻。

療效說明
油菜含有維生素A、B_2，對消除眼睛疲勞、視力模糊具有很大幫助，而高麗菜含有維生素U，對維生素B_2的吸收效果更高。

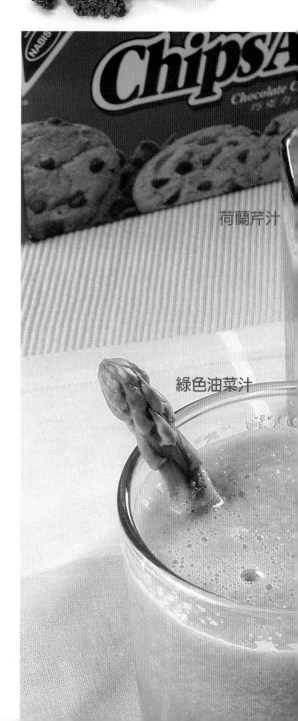

荷蘭芹汁

綠色油菜汁

木瓜枇杷汁

材料

木瓜 ……………………50g
枇杷 ……………………100g
西洋芹 …………………1根
蜂蜜 ……………………1匙
礦泉水 …………………150cc

作法

① 木瓜去皮去籽，枇杷去皮去籽。

② 西洋芹切段與 ① 及礦泉水放入果汁機攪拌。

③ 再加入蜂蜜混勻。

療效說明

枇杷含有豐富的維生素A，兩者組合是日本人對眼睛疲勞的民間療法。

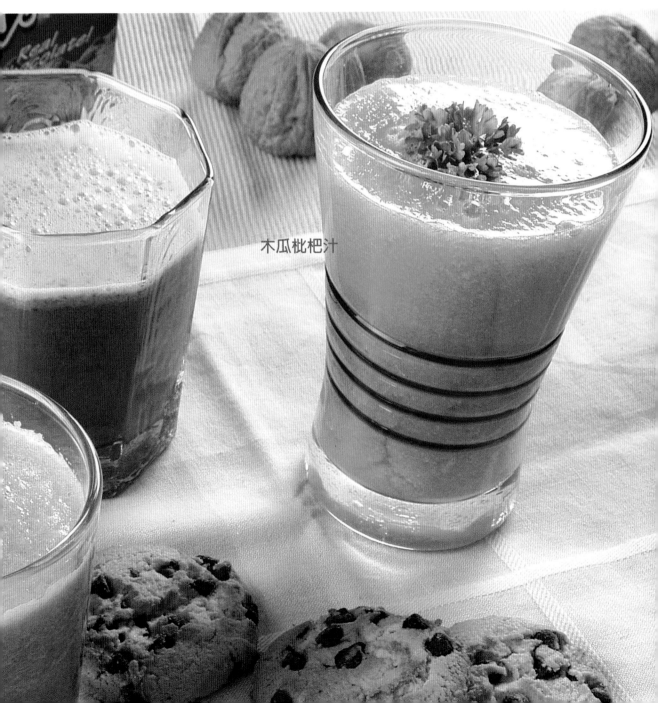

木瓜枇杷汁

便秘

食物在通過食道進入腸胃後，經過消化在進入十二指腸移動至小腸，將營養逐一吸收後，便向大腸傳遞，這種腸管的傳遞運動稱之為蠕動。一般約需15小時可至肛門排泄而出，但大腸蠕動不佳時，甚至長達30小時以上，因為滯留大腸內過久，水分完全被吸收，大便成硬塊，而引起便秘。

便秘的原因有很多，精神性方面，如有便意後，卻不能立即上廁，或變更使用的廁所，或孩童時未能養成按時排便習慣。也有因攝取食物所引起的，纖維性食物、水分攝取過少，或吃太多米果類。或因生病、痔瘡等等使肛門括約肌痙攣引起的。

便秘有時易引起頭痛、目眩、腹部膨脹、皮膚炎、粗糙或直腸、大腸癌。中醫對便秘分為實秘及虛秘二種，實秘以清熱潤腸、順氣導滯。虛秘以健脾益氣、溫腸通便。

如果要避免便秘發生，多攝取纖維素食物、水分、乳酸菌，並要配合適量的運動，及每天按時大便的習慣。

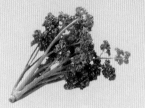 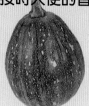 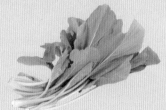 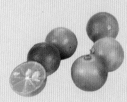

水蜜桃優格

材料

水蜜桃 ……………………1個
蜂蜜 ………………………1匙
原味優格 …………………100cc
冰塊 ………………………適量
礦泉水 ……………………100cc

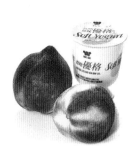

作法

① 水蜜桃去皮去籽，切成小塊放入果汁機中和冰塊、礦泉水、蜂蜜一起攪拌30秒。

② 再倒入優格一起混勻。

療效說明

優格含大量乳酸菌能幫助人體清除腸道的宿便，而水蜜桃通腸的效果很好，經常便秘的人可常飲此道果汁，即可消除便秘的困擾。

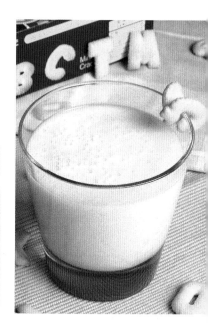

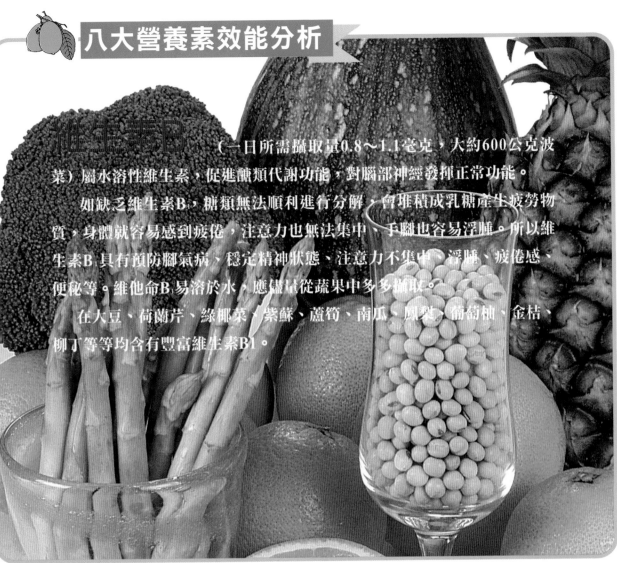

八大營養素效能分析

（一日所需攝取量0.8～1.1毫克，大約600公克波菜）屬水溶性維生素，促進醣類代謝功能，對腦部神經發揮正常功能。

如缺乏維生素B，糖類無法順利進行分解，會堆積成乳糖產生疲勞物質，身體就容易感到疲倦，注意力也無法集中，手腳也容易浮腫。所以維生素B具有預防腳氣病、穩定精神狀態、注意力不集中、浮腫、疲倦感、便秘等。維他命B易溶於水，應儘量從蔬果中多多攝取。

在大豆、荷蘭芹、綠椰菜、紫蘇、蘆筍、南瓜、鳳梨、葡萄柚、金桔、柳丁等等均含有豐富維生素B1。

木瓜牛奶

材料

木瓜 ……………………1/2個
牛奶 ……………………150cc
蜂蜜 ……………………1大匙
檸檬汁 …………………2大匙
碎冰 ……………………1/2杯

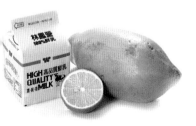

作法

① 木瓜削皮去籽切小塊，檸檬榨汁備用。

② 全部的材料放入果汁機中，攪拌約30秒即可。

療效說明

木瓜內含木瓜酵素，能分解蛋白質，具有健胃、助消化的功能，有習慣性便秘的人多吃木瓜，可幫助排便順暢。

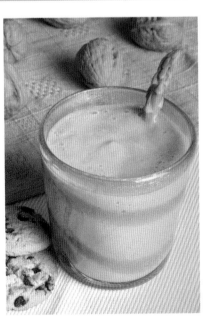

葡萄柚優格飲料

材料

葡萄柚	……1/2個
香蕉	……1根
優格	……50cc
蜂蜜	……1匙
礦泉水	……100cc

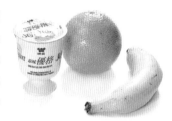

作法

① 葡萄柚橫切對半,再以檸檬果菜機榨汁。

② 香蕉去皮,切成適當大小。

③ 所有材料一起放入果汁機攪拌。

療效說明

葡萄柚味酸甘、性平,能解除胃腸脹氣,再加入香蕉和優格,更能促進腸道蠕動,達到改善便秘的功效。

鳳梨蘋果菜汁

材料

高麗菜	……3～4片
鳳梨	……1/4片
蘋果	……1/2個
檸檬	……1/4個
蜂蜜	……1匙
礦泉水	……100cc

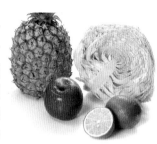

做法

① 鳳梨、蘋果去皮切塊狀,高麗菜切小片狀。

② 檸檬榨汁備用。

③ 將所有材料一起放入果汁機攪拌,再加入檸檬汁、蜂蜜混勻。

療效說明

鳳梨所含的酵素可分解肉類蛋白質,促進消化能。而本品含有大量粗纖維,可幫助腸胃消化,達到預防便秘效果。

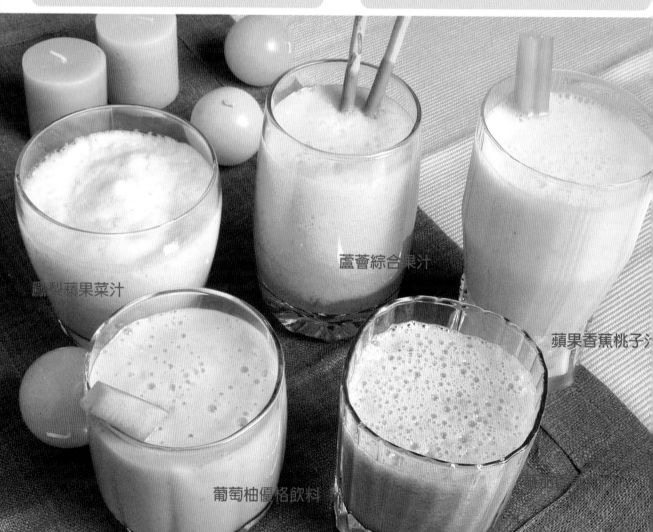

鳳梨蘋果菜汁

蘆薈綜合果汁

蘋果香蕉桃子汁

葡萄柚優格飲料

蘆薈綜合果汁

材料

蘆薈 ……………10g
蘋果 …………1/2個
鳳梨 …………1/4片
胡蘿蔔 ………1/2根
果糖 ……………1匙
礦泉水 ………150cc

做法

① 蘆薈去掉尖刺，用磨泥板磨成泥後絞汁。
② 蘋果和鳳梨去皮去芯，胡蘿蔔去皮，分別切成適當大小。
③ 西洋芹切成適當大小，和 ② 的材料一起放入果菜機中榨汁。
④ 再將 ① 和 ③ 礦泉水充分混勻。

療效說明

蘆薈本身就是天然瀉劑，與蘋果、鳳梨一起能刺激大腸，而且還含有食物纖維果膠，具有軟便的效果。

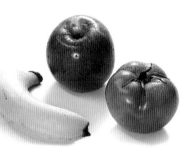

蕃茄香蕉汁

材料

蕃茄 ……………2個
香蕉 ……………1根
蘋果 …………1/4個
礦泉水 ………100cc

做法

① 蕃茄每個切成4塊狀，香蕉、蘋果去皮去籽。
② 所有材料一起放入果汁機攪拌。

療效說明

早餐前飲用本品，效果會更顯著。香蕉與蘋果可治便秘的療效，是不必爭議。近代醫學研究，蕃茄中的檸檬酸、蘋果酸、蕃茄素有促進消化功能。

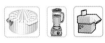

蘋果香蕉桃子汁

材料

蘋果 …………1/2個
香蕉 …………1/2根
桃子 ……………1個
優格 …………100cc
礦泉水 ………50cc

做法

① 蘋果、桃子去皮去籽切塊狀。
② 香蕉去皮切塊狀。
③ 把所有材料一起放入果汁機攪拌。

療效說明

桃子內含果膠質食物纖維，與蘋果、香蕉搭配，對於腸燥便秘是十足有效，再加上優格的乳酸菌具整腸作用，所以最好能在早餐食用。

中醫建議

桃子也不可吃太多，「多食會令人有熱」亦即造成消化不良。

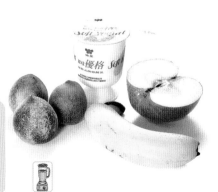

口舌炎

　　口舌發炎是口腔黏膜疾病中最常見潰瘍性症狀，有明顯的灼痛感。潰瘍有黃、紅、凹、痛等特徵。原因大部分跟壓力過大，精神疲勞致使免疫力無法充分發揮。而新陳代謝緩慢也有關係。

　　中醫稱本症狀為「口疳」、「口糜」，認為與風火燥邪、內傷七情及過食辛辣等因素有關。以滋陰清火、健脾利濕、清熱涼血等治療之。

　　要預防口舌炎的發生，對於維生素A、B_2 或B_6 是不可缺的。因為維生素A可增強黏膜的上皮細胞，而維生素B_2、B_6 與皮膚健康有密切關係，可保健各種皮膚病。

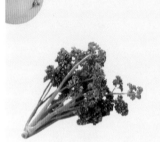
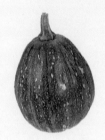
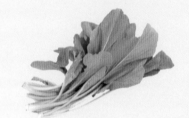
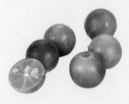

油菜蘋果汁

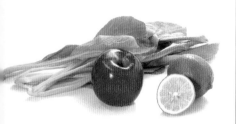

材料

油菜 ……………………1株
蘋果 ……………………1/2個
檸檬 ……………………1/4片
蜂蜜 ……………………1匙
礦泉水 …………………100cc

作法

① 油菜切成段狀，蘋果去皮去籽切成塊狀。

② 檸檬榨汁備用。

③ 將 ① 及礦泉水放入果菜機攪拌濾過，再加入檸檬汁、蜂蜜混勻。

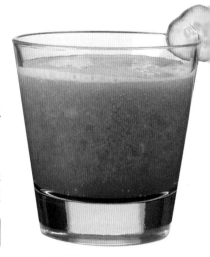

療效說明

口腔潰瘍大部份都是缺乏維生素B_2引起的，因為維生素B_2可以保護皮膚和黏膜。油菜含有豐富的維生素B_2，具有活血化瘀、消腫、口腔潰瘍、齒齦出血有療效。

維生素B₂

（一日所需攝取量1.1～1.5毫克，大約400公克綠椰菜）屬於水溶性維生素，幫助蛋白質、脂肪、糖類等新陳代謝功能，對細胞再生，皮膚和黏膜的保護是不可缺的。

在缺乏維生素B₂的狀況下，容易引起口腔炎、口角炎、皮膚炎、眼睛疲勞、紅眼症、肛門搔癢等症狀。維生素B₂與維生素E搭配可預防動脈硬化，與蛋白質搭配可預防皮膚乾澀達到美膚效果。

在花椰菜、油菜、空心菜、萵苣、蘿蔔、酪梨、柚子、杏仁等等均含有大量維生素B₂。

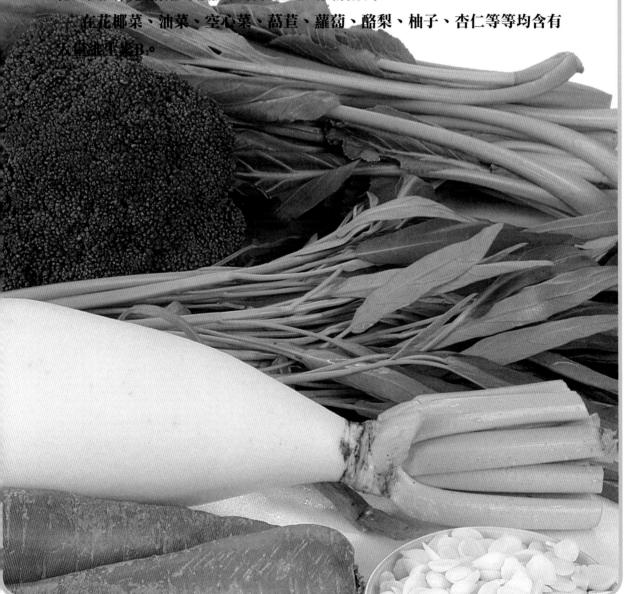

菠菜胡蘿蔔汁

材料

菠菜 ……………………1株
胡蘿蔔 …………………1/2條
檸檬 ……………………1/4片
蜂蜜 ……………………1匙
礦泉水 …………………150cc

作法

① 菠菜切成段狀，胡蘿蔔去皮。

② 檸檬榨汁備用。

③ 將 ① 放入果汁機攪拌濾過，再加入檸檬汁、蜂蜜、礦泉水混勻。

療效說明

菠菜含有多種維生素，比一般蔬菜爲高，鐵的含量也多。有補血、活血作用，對於預防會發生口角潰瘍、唇炎、舌炎有相當良好的保健效果。

甜瓜蕃茄汁

材料

甜瓜 ……………………1個
蕃茄 ……………………1個
檸檬 ……………………1/4片
蜂蜜 ……………………1匙
礦泉水 …………………150cc

作法

① 甜瓜去皮去籽切塊狀，蕃茄去蒂切塊狀。

② 檸檬榨汁備用。

③ 將①放入果汁機攪拌，再加入檸檬汁、蜂蜜、礦泉水混勻。

療效說明

甜瓜亦叫香瓜，性味甘寒，含蛋白質、檸檬酸、維生素B、C，有消炎、清肺、潤腸功能。而蕃茄含豐富維生素B_2，對口內炎、口瘡有相當大助益。

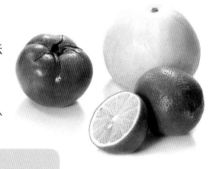

西瓜柳丁汁

材料

西瓜 ……………………100g
柳丁 ……………………2個
檸檬 ……………………1/4片
礦泉水 …………………50cc

作法

① 西瓜去皮去籽，切成塊狀。

② 柳丁、檸檬壓汁備用。

③ 西瓜與礦泉水放入果汁機攪拌再加入 ② 混勻。

療效說明

西瓜性甘寒，內含蛋白質、葡萄糖、維生素A、B、C等等。「藥性大辭典」記載西瓜：「除煩解暑、解酒毒、治口瘡」。本品色澤鮮艷，口感極佳。

中醫建議

西瓜屬甘寒，對於有腸胃病或腸胃虛寒者，不宜多食。平常人也不宜一次吃太多，因爲西瓜含大量水分，會沖淡胃液，造成消化不良或腹瀉。

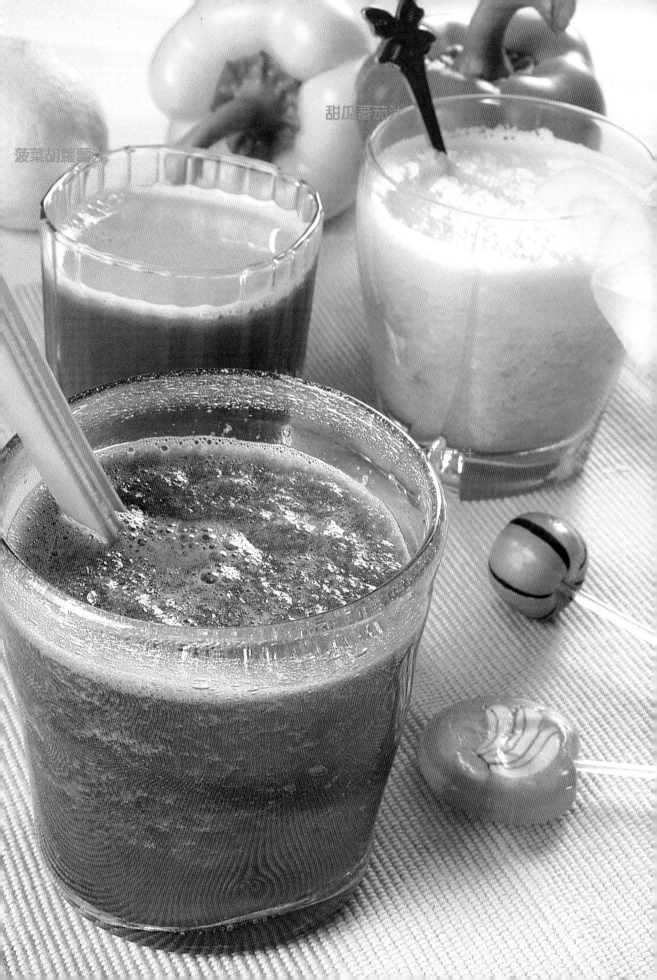

甜瓜蕃茄汁

菠菜胡羅蔔汁

消化不良、健胃整腸

多攝取維生素U預防腸胃潰瘍，抗氧化的維生素C、E也不能缺。

　　腸胃健康，天下什麼美食都能品嚐享受，這是健康的表徵。但暴飲暴食會使胃液量分泌增加，而使胃壁損傷發炎，容易讓細菌病毒由傷口侵入，而染上感冒或胃炎、潰瘍等等。

　　長期處於精神壓力下，會使腸胃活動遲鈍，而產生消化不良，持續這種狀況，則有形成潰瘍的可能。並因上述暴飲暴食、壓力過重、睡眠不足或著涼，會引起腸管行血障礙，且因行血不良而使腸胃壁分泌的鹽酸不能充分消毒時，就會引起食物中毒的病原性大腸菌、葡萄球菌、沙門氏菌及流行性感冒病毒侵入，造成腸管發炎，無法發揮機能，引起下痢。

　　消化不良在中醫上可用疏肝和胃治療，胃痛稱為「胃脘痛」，臨床上痛的病症很多種，依不同見症，給予不同治療。如胃部隱隱作疼，宜燥濕健脾；胸肋疼痛，應調氣行滯；胃痛時泛酸水，用溫中降逆治之。

　　所以為了維護胃腸的健康，平時要多吃易消化的食物，尤其具有整腸健胃的維生素U、K宜多吸收。對於紓解壓力的維生素C、E也應多吃。

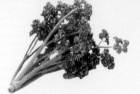 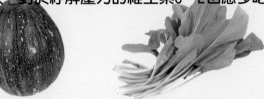

油菜胡蘿蔔汁

材料
油菜 ……………………… 1 株
胡蘿蔔 …………………… 1/2條
橘子 ……………………… 1/2個
礦泉水 …………………… 150cc

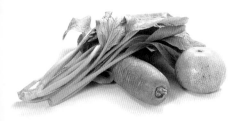

作法
① 油菜洗淨去根。
② 橘子去皮分成一瓣一瓣去籽。
③ 胡蘿蔔去皮洗淨。
④ 將所有材料以果菜機榨成汁，再加入礦泉水混勻。

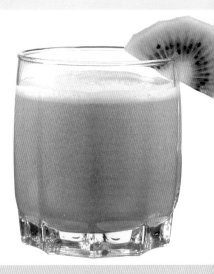

療效說明
油菜含豐富鐵、鈣、β胡蘿蔔素、維生素B₂，有補血、活血之功效，中醫認為胡蘿蔔有調腸胃、安五臟的功能，又與油菜所含的芥子油成份配合後，能促進腸胃蠕動，有助腸胃的消化。

食物纖維（一日所需攝取量20公克，大約450公克葡萄）食物

纖維區分維二種，其一是非水溶性如根莖類等包含半纖維素、木質素等。其二是水溶性如水果中所含的果膠質包含了植物膠、黏質等物。兩者皆無法以消化酵素分解，但確是防止便秘、預防成人病的重要食物。

食物纖維可以促進腸胃蠕動，縮短食物在場內停留時間，迅速排出糞便，抑制大腸癌發生，抑制膽固醇、血糖、排泄鹽份故可預防便秘、痔瘡、大腸癌、動脈硬化、高血壓、糖尿病、膽結石等等。

在所有蔬菜均含有豐富食物纖維，尤其以毛豆、牛蒡、大蒜、荷蘭芹、榨菜、綠椰菜。水果纖維較少，在柿子、梅子、葡萄、香蕉、柳丁、鳳梨等等含量也蠻多的。

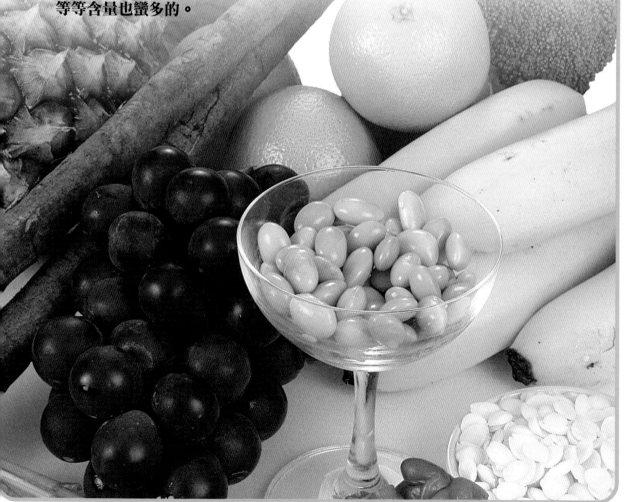

蜂蜜蘋果汁

材料
蘋果 ……………1個
蜂蜜 ……………1大匙
檸檬汁 …………1小匙
礦泉水 …………150cc

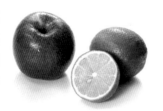

做法
① 蘋果去皮去籽，切塊以果菜機榨成汁。
② 將蘋果汁倒入杯中，再加入蜂蜜、礦泉水和檸檬汁。

療效說明
蘋果能中和過剩的胃酸，並含有機酸、果膠、纖維素，能促進大腸蠕動，對消化不良、輕度腹瀉和便秘都有功效，所以蘋果具有健胃、整腸的功能。

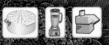

高麗菜蘆薈汁

材料
高麗菜葉 …………3片
蘆薈 ……………5g
鳳梨 ……………1/8個
蘋果 ……………1/2個
蜂蜜 …………1/2小匙
礦泉水 …………100cc

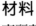

做法
① 蘆薈去刺，洗淨切成適當大小。
② 高麗菜切成適當大小。
③ 鳳梨和蘋果去皮去芯，分別切成適當大小。
④ 將所有的的材料一起放入果菜機中榨汁，再加入蜂蜜、礦泉水混勻。

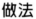

療效說明
蘆薈性苦，俗有「健胃劑」之美名，而高麗菜含有豐富的維生素U，與鳳梨、蘋果都有健胃、整腸的效用。

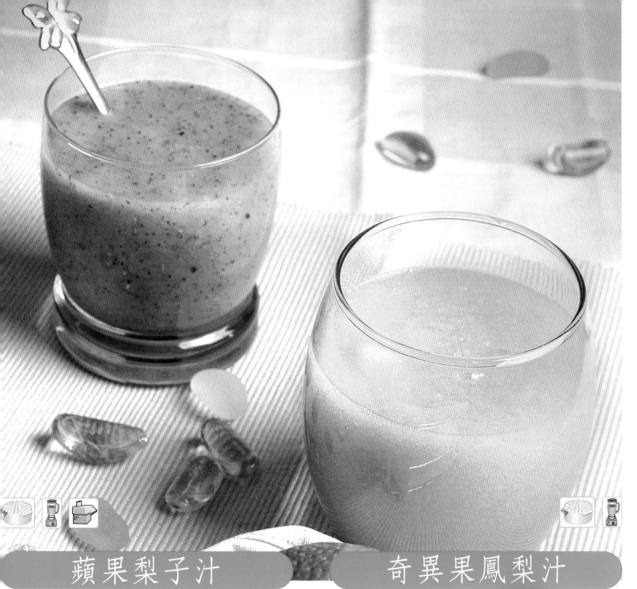

蘋果梨子汁

材料

蘋果 ……………1/2個
梨子 ………………1個
檸檬 ……………1/4個
礦泉水 …………150cc

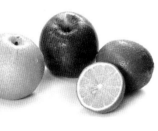

做法

① 梨子和蘋果分別去皮去芯,切成適當大小。

② 檸檬榨汁。

③ 所有材料放入果汁機打勻後再加入檸檬汁。

療效說明

蘋果和梨子都含有很好的食物纖維,這兩種水果作成的果汁整腸的效果非常好。

奇異果鳳梨汁

材料

奇異果 ……………2個
檸檬汁 …………1/3個
鳳梨 ……………1/8個
礦泉水 …………100cc

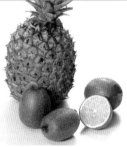

做法

① 奇異果去皮,切成適當大小。

② 鳳梨去皮去芯,切成適當大小。檸檬榨汁。

③ 所有材料放入果汁機中打勻,再加入檸檬汁。

療效說明

奇異果及鳳梨所含的維生素C,能分解肉類纖維、幫助消化,並且中醫認爲奇異果具有健胃功效。

木瓜精力果汁

材料

木瓜 …………… 100g
葡萄柚 …………… 1/4個
牛奶 …………… 150cc
蜂蜜 …………… 1小匙

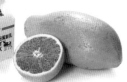

作法

① 木瓜去皮去籽，切成適當塊狀。
② 葡萄柚去皮去膜去籽，只取出果肉部分。
③ 所有材料放入果汁機中攪拌。

療效說明

木瓜含有大量活性酵素能分解蛋白質，故能促進消化及健胃。而葡萄柚具消除腸胃脹氣功效，兩者搭配能整腸健胃。

蕃茄優格飲料

材料

蕃茄 …………… 1個
西洋芹 …………… 30g
蘋果 …………… 1/2個
優格 …………… 1/2杯
檸檬汁 …………… 1大匙
礦泉水 …………… 150cc

做法

① 蕃茄用熱水先燙一下，這樣才能除去它的外皮，去皮去蒂後切成適當大小。
② 西洋芹切成適當大小。
③ 蘋果去皮去芯，切成適當大小，和的 ② 材料一起放入果菜機中榨汁。
④ 所有材料放入果汁機中攪拌。

療效說明

蕃茄能促進胃液的分泌，幫助消化，另外又加上容易消化吸收的優格，所以胃腸不太好的人，喝這道飲料能刺激食慾、幫助消化及吸收。

高麗菜胡蘿蔔汁

材料

高麗菜 …………… 100g
胡蘿蔔 …………… 30g
蜂蜜 …………… 2大匙
礦泉水 …………… 150cc

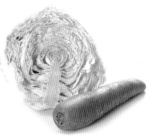

作法

① 高麗菜撕小片，胡蘿蔔切塊狀。
② 全部材料一起放入果汁機中攪拌過濾，在加入蜂蜜混勻。

療效說明

高麗菜中維他命U群有「和胃健脾」功效，新鮮的汁對於腸胃潰瘍有止痛及癒合作用。

生薑葡萄汁

材料

生薑 …………… 1/2根
葡萄 …………… 60g
蘋果 …………… 1/2個
礦泉水 …………… 150cc

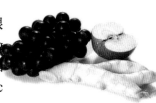

做法

① 生薑去皮、蘋果去皮去芯，切成適當大小。
② 葡萄去皮、去籽。
③ 將所有材料放入果菜機中榨汁，再加入礦泉水。

療效說明

生薑中的薑辣素為芳香性辛辣健胃劑，成分能促進胃液，能幫助腸胃吸收消化。

中醫建議

生薑不宜食用過多，因生薑的辣香素經消化後由腎臟排泄會刺激腎臟，造成口乾、便秘。

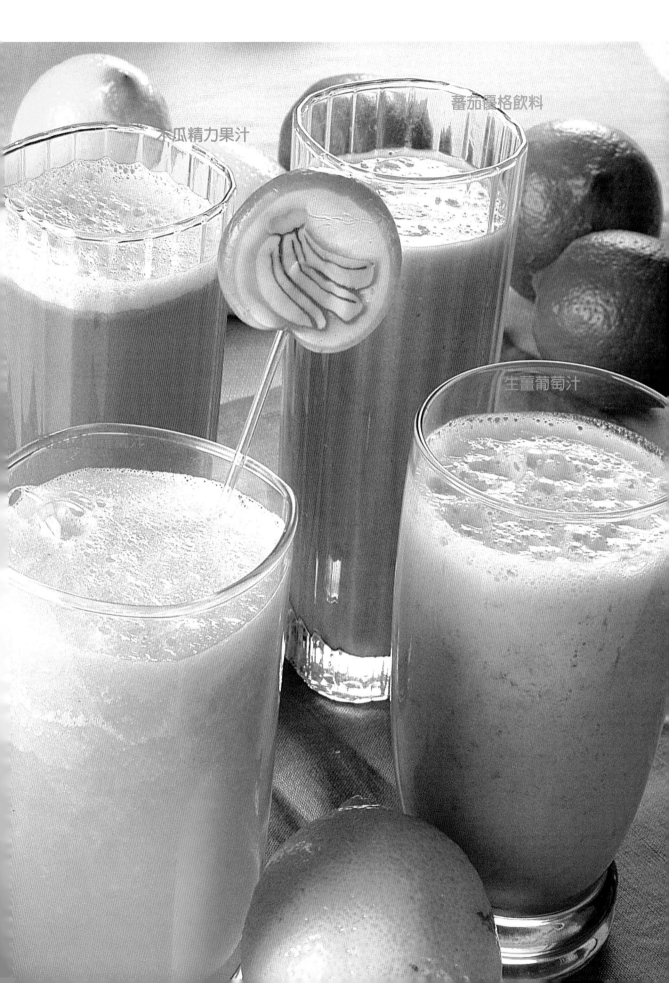

木瓜精力果汁

蕃茄優格飲料

生薑葡萄汁

高麗菜梨子汁

材料

高麗菜	3~4葉
梨子	1個
檸檬	1/3個
蜂蜜	1匙
礦泉水	150cc

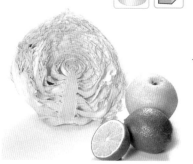

作法

① 梨子去皮去芯切塊

② 高麗菜洗淨用手扒成一片一片

③ 全部的材料以果菜機榨成汁。

④ 再倒入檸檬汁、礦泉水和蜂蜜。

療效說明

梨子是「百果之宗」，有潤肺健胃的功效。高麗葉含有β胡蘿蔔素及豐富的維生素，如C、B_1、B_2、U、E，尤其是維生素U群含量甚高，因此有健胃功效，新鮮的高麗菜尤其對胃潰瘍及十二指腸潰瘍很有療效。

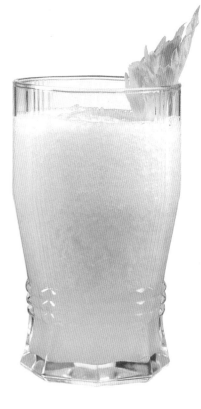

鳳梨果菜汁

材料

鳳梨	200g
高麗菜	3~4葉
蜂蜜	1大匙
礦泉水	100cc

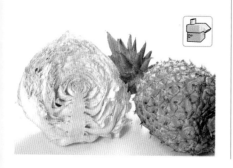

作法

① 高麗菜洗淨扒成一小片一小片，將所有材料以果菜機榨成汁。

② 果菜汁倒入杯中，再加入蜂蜜、礦泉水混勻。

療效說明

高麗菜中所含的維生素U群，比人工合成的維生素U效果好。新鮮的高麗菜汁對胃、十二指腸潰瘍有止痛及癒合作用。而鳳梨可去油膩，分解蛋白質，幫助胃腸消化及吸收。

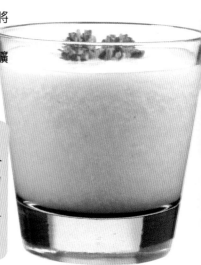

高麗菜芹菜汁

材料

高麗菜 ……………… 2葉
西洋芹 ……………… 1/2根
蘋果 ……………… 1/2個
檸檬汁 ……………… 1小匙
蜂蜜 ……………… 1匙
礦泉水 ……………… 150cc

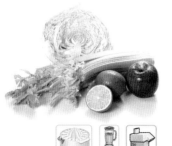

做法

① 將高麗菜葉切成適當片狀。

② 蘋果去皮去芯，切成適當塊狀。

③ 西洋芹切成適當大小。

④ 將上述的材料放入果菜機中榨汁。

⑤ 榨好的果汁倒入杯子中，淋上檸檬汁、蜂蜜、礦泉水混勻。

療效說明

西洋芹含有水溶性食物纖維、蘋果所含的果膠都有整腸及促進消化的功效。

芹菜奇異果汁

材料

西洋芹 ……………… 1根
奇異果 ……………… 1個
萊姆 ……………… 1/2個
鳳梨 ……………… 1/4片
礦泉水 ……………… 150cc

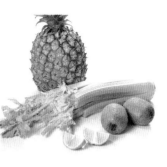

做法

① 奇異果、鳳梨去皮切成塊狀，西洋芹切段。

② 萊姆榨汁備用。

③ 將 ① 一起放入果菜機榨汁，後與萊姆汁、礦泉水混勻。

療效說明

奇異果維生素C的含量非常豐富，並且可助消化，又含有果膠質，可分解肉類蛋白質，促進整腸健胃，與鳳梨搭配起來，味道更顯酸甜，非常易入口。

傷風感冒

　　感冒可說是萬病之源，沒有正確醫治痊癒，容易引起其他併發症。成為感冒的原因一是濾過性病毒，二是流行性感冒病原體入侵所致。特別是鼻、喉、支氣管粘膜的上皮組織被侵襲，病毒在血液中流通，使全身機能減弱，免疫力降低。感冒的預防比治療更重要，這是現代人的健康應有的認識。

　　中醫臨床表現為頭痛、發熱、畏寒、鼻塞、流鼻涕、肌肉酸痛和咳嗽等。又分為「風寒型」，多發病於秋冬時，「風熱型」多發病於春夏時。另有四季皆會發生「胃腸型」，並且會嘔吐、腹瀉。感冒治療原則以疏風散熱、解表宣肺（風寒型）、疏風清熱、解表宣肺（風熱型）。

　　在預防感冒最佳之道，多攝取維生素A、B_1、C。維生素A與上皮組織細胞的形成有密切關係，維生素C可提昇免疫系統能力，抵抗外來病毒、細菌。如果強化上皮組織黏膜、免疫力增強、自然就比較不會罹患感冒，達到預防的目的。

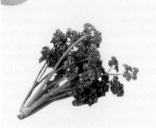 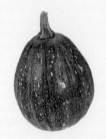 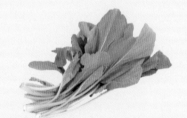 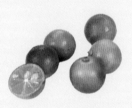

止咳飲料

材料

薑汁 ·······················1~2大匙
茄子 ·························70g
檸檬汁 ·····················2小匙
蜂蜜 ·······················1~2大匙
熱開水 ·····················150cc

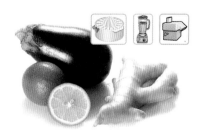

作法

① 茄子磨成泥，再用布將汁液擠出，而後放入用熱水溫過的杯子，再將所有材料放入攪勻。

② 注入熱開水趁熱飲用。

療效說明

薑具有活血、祛寒、發汗、健胃的功效，對於感冒受涼、頭痛、咳嗽等症狀有效。
而茄子所含的維生素P成份亦有清熱解毒及增強細胞和毛細血管的彈性之功效。

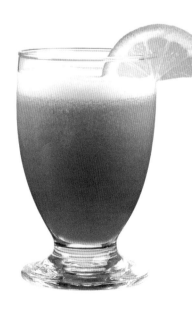

八大營養素效能分析

維生素A

（一日所需攝取量1800微克，大約100公克黃綠色蔬菜）屬於脂溶性維生素，由於β胡蘿蔔素在人體內因需要而轉化成維生素A，能讓皮膚和黏膜產生對疾病的抵抗力，增進免疫功能。

β胡蘿蔔素可使有害人體的游離基，活性氧分解，也就是抗氧化作用，故可預防癌症。另外維生素A具有預防夜盲症，乾眼症，肌膚乾燥，強化黏膜預防感冒，促進兒童成長發育，分解過氧化脂預防動脈硬化。

在胡蘿蔔，油菜，波菜，綠椰菜，番茄，芹菜，芒果，西瓜，哈蜜瓜，芭樂等等均含有大量β胡蘿蔔素。

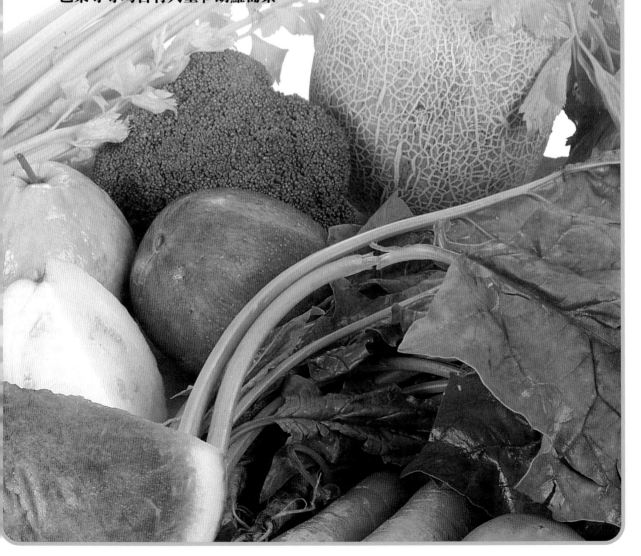

荷蘭芹果菜汁

材料

胡蘿蔔 …………………… 1 根
荷蘭芹 …………………… 20g
柳丁 …………………… 1個
蘋果 …………………… 1/2個
蜂蜜 …………………… 1匙
礦泉水 …………………… 100cc

作法

① 荷蘭芹去掉粗莖，切成適當大小。

② 胡蘿蔔去皮，蘋果去皮去芯，分別切成適當大小。柳丁榨成汁。

③ 全部的材料一起放入果菜機中榨汁，而後再加入柳丁汁、蜂蜜、礦泉水混勻。

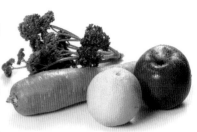

療效說明

胡蘿蔔含有豐富 β 胡蘿蔔素，進入人體內轉變成維生素A，能強化喉嚨和鼻子的黏膜，而柳丁能消痰降氣，維生素C含量豐富，故可預防感冒入侵。

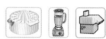

牛奶油菜汁

材料

油菜葉子 …………………… 50g
白蘿蔔 …………………… 100g
牛奶 …………………… 150cc
蜂蜜 …………………… 少許

作法

① 將油菜葉切碎，白蘿蔔切滾刀塊。

② 將 ① 和其他材料，一起放入果菜機榨汁，再加入牛奶，蜂蜜混勻。

療效說明

油菜含有非常豐富的維生素A，蘿蔔含多種維生素及礦物質，營養價值很高，常吃蘿蔔可常保健康。

橘子蘿蔔汁

材料

胡蘿蔔 …………………… 1條
橘子 …………………… 1個
檸檬 …………………… 1/2個
蛋黃 …………………… 1個
礦泉水 …………………… 100cc

作法

① 胡蘿蔔去皮切成適當大小，橘子、檸檬擠出汁。

② 把胡蘿蔔放入果菜機中榨汁，而後再加入橘子汁、檸檬汁、蛋黃、礦泉水放入果汁機攪勻。

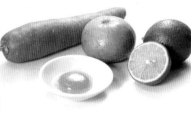

療效說明

胡蘿蔔所含的維生素A能保護上皮細胞，特別是呼吸道免受病毒侵襲，再加上橘子、檸檬的維生素C調和，可免除感冒入侵的痛苦。

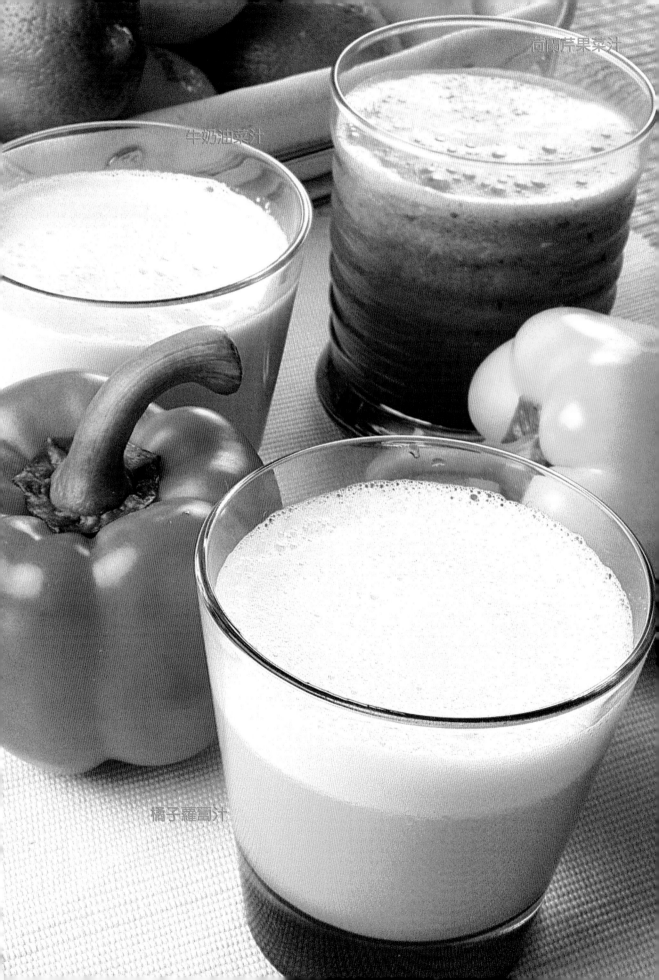

荷蘭蔬果菜汁

牛奶油菜汁

橘子蘿蔔汁

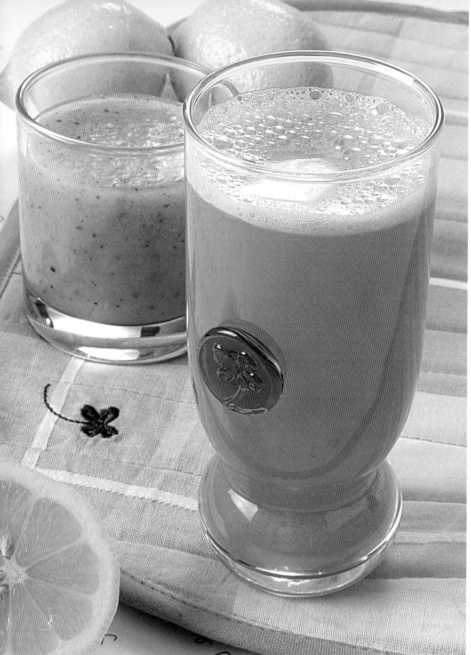

生薑甘蔗汁

材料

 生薑…………10g

 甘蔗 …………300g

 胡蘿蔔…………50g

百合…………10g

礦泉水………100cc

做法

① 甘蔗、胡蘿蔔去皮。

② 生薑去皮磨成泥狀，再用紗布絞成汁備用。

③ 將 ① 與百合放入果菜機中榨汁，再加入薑汁、礦泉水。

療效說明

本組材料皆有清熱及止咳的作用，很適合感冒全身發冷時飲用。而且生薑並具祛寒、發汗。它的價值由研究中發現越來越多，常吃生薑與胡蘿蔔，身體永保健康。本組調製成的果菜汁很適合感冒而全身發冷時飲用。

奇異果水果汁

材料

奇異果 …………2 個

檸檬……………1個

礦泉水…………100cc

做法

① 奇異果去皮，切成塊狀。

② 檸檬榨汁。

③ 加入礦泉水一起放入果汁機中打勻即可。

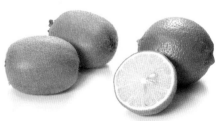

療效說明

奇異果有清熱解毒的功效並和檸檬汁一樣都富含維生素C。感冒時補充維生素C，可增強體力，讓感冒快點痊癒。

南瓜優格

材料

 南瓜 …………100g

 杏子乾 ………20g

 香吉士 ……1/2個

 優格 ………1/2杯

礦泉水 ………100cc

做法

① 南瓜切成適當塊狀，以微波爐加熱2分鐘後，再削皮備用。

② 杏子乾切碎。

③ 香吉士以檸檬榨汁器榨汁。

④ 所有的材料一起放入果汁機中攪拌。

　＊也可以使用新鮮杏子。

療效說明

南瓜含維生素A、B、C及礦物質，根據中醫認爲有潤肺止喘、消炎止痛；對於因感冒引起的發炎症狀，會有抑制及止痛的功效。

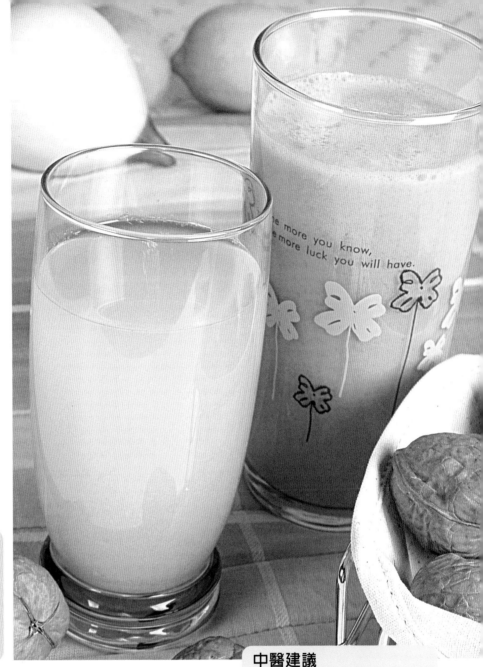

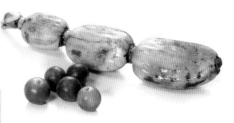

金桔蓮藕汁

材料

蓮藕 ……………100g

金桔 ………………2個

蜂蜜 …………………少許

礦泉水 …………200cc

做法

① 蓮藕去皮，切成適當大小。

② 金桔榨汁。

③ 將蓮藕放入果菜機中榨汁，榨好後再加入礦泉水、蜂蜜、金桔汁混勻即可。

中醫建議

蓮藕性平味乾，全身都是寶，可供藥用，但消化不良或便秘不宜食用蓮子，氣虛者忌食蓮葉。

療效說明

蓮藕具有止咳、清熱、解暑功效，這是很多人都知道的，金桔的維生素C能夠強化毛細管作用，增強嚴寒侵襲的抵抗力，兩者在一起，預防感冒百分百。

解酒與預防宿醉

　　酒精被人體吸收後在肝臟內被分解盛水與二氧化碳，在分解過成中會產生乙醛，而溶於血液中引起不舒服的症狀，這就是酒醉的原因，是非常的痛苦。

　　解酒的條件在於讓乙醛迅速排出體外，所以要補充水分，達到利尿作用，而富含維生素C的蔬果汁，內含果糖亦可幫助分解酒精，這樣才能快速達到醒酒的功用。

梨子汁

材料

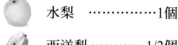

水梨　　…………1個

西洋梨…………1/2個

油菜　　…………2個

檸檬　　…………1/4個

礦泉水…………100cc

作法

① 水梨和西洋梨去皮去芯，分別切成適當大小。

② 檸檬去皮去籽，切成適當大小。

③ 將油菜的根和葉切開。

④ 所有材料放入果汁機中攪拌後過濾。

療效說明

梨子古稱"百果之宗"，含有多種豐富的礦物質與維生素，「本草備要」記載能「潤肺、消痰、利尿、解酒」。因有利尿、解酒作用，能使酒精儘速排出體外，達到醒酒的功能。

小黃瓜汁

材料

小黃瓜 ………………2條

柳丁 …………………1個

礦泉水 ………………150cc

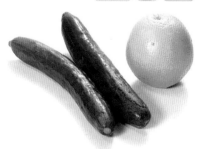

作法

① 柳丁榨汁。

② 小黃瓜去蒂，再切成滾刀塊。

③ 而後加入礦泉水、柳丁汁一起放入果汁機中攪拌。

療效說明

小黃瓜中所含的丙氨酸、精氨酸和谷胺酚對肝臟很有滋養作用，並可預防酒精中毒。所含水份特別多，具清熱、解渴、利尿作用，加強水分的代謝作用，加速酒精排出體外。

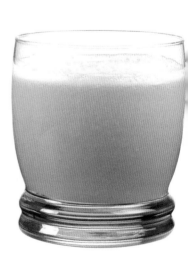

紫蘇荷蘭芹汁

材料

 荷蘭芹 ………2株

 紫蘇 …………3片

 檸檬…………1/4個

礦泉水 ……150cc

做法

① 檸檬榨汁。

② 荷蘭芹、紫蘇切碎。

③ 加入礦泉水、檸檬汁一起放入果汁機中攪拌。

療效說明

本道飲料風味很溫和，而且對胃也很好，荷蘭芹有健胃利尿功效，宿醉而胃部不適的人，喝這道果汁會覺得很舒服。

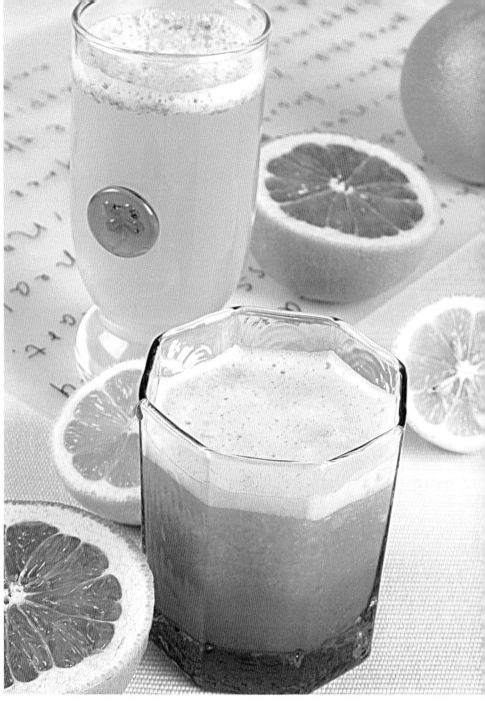

柿子蘋果汁

材料

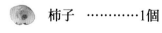 柿子 …………1個

蘋果…………1/2個

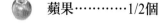 檸檬 …………1/4片

蜂蜜 …………1匙

礦泉水 ……100cc

做法

① 柿子、蘋果削皮去籽，切成適當塊狀。

② 檸檬榨汁備用。

③ 將①及水放入果汁機攪拌，再加入檸檬汁、蜂蜜、礦泉水混勻。

療效說明

「藥性大辭典」記載柿子「成熟實，有解酒之效」，現今科學分析其含有蛋白質、礦物質、維生素，具有一定醫療效用。並且維生素C含量驚人，一個柿子就足夠人體一天的維生素C需求。維生素C能加速體內酒精的分解速度，讓酒精不被吸收。對預防、改善宿醉效果顯著。

高血壓、動脈硬化

　　人體的心臟就像水廠，以唧筒般的力量將血液傳送全身各處。血管中如呈真空，血液就能順暢通行，又因與心臟大動脈相接，故血液傳至小動脈時能產生最大壓力，這種壓力稱為血壓。所以血壓越高，也就是血管壓力越大，容易造成血管破裂，變成腦溢血。

　　中醫治療應辨証論治，早期應清肝瀉火降壓，晚期則滋陰平肝、育陰潛陽、並結合食療，少鹽少脂多蔬果。

　　高血壓與動脈硬化都是現代人的文明成人病，現代人營養過剩、工作忙碌壓力過大，造成膽固醇類脂肪在動脈內壁聚集，使動脈變硬、血管彈性減弱，內腔狹小血液循環不良，容易引起狹心症、心肌梗塞。自覺症狀為輕微頭痛及目眩、頸肩僵硬、手腳易痲痺、胸悶胸痛等症狀。在中醫辨症屬胸痹、心痛範疇，以活血化瘀、理氣止痛、溫陽益氣療之。

　　平時在飲食攝取方面，應注意少油少鹽，多攝取有抗氧化作用的維生素A、C、E，使膽固醇不易沈積，可預防動脈硬化發生。

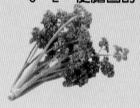 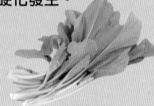 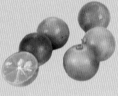

菠菜胡蘿蔔汁

材料
菠菜 ……………………2小株
西洋芹 …………………1條
胡蘿蔔 …………………1條
牛奶 ……………………150cc

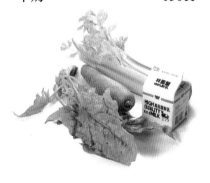

作法
① 菠菜、洋芹、胡蘿蔔先用果菜機榨汁。
② 然後再加入牛奶攪拌均勻。

療效說明
菠菜含有維他命B、C、D、K及β胡蘿蔔素，對降低血壓及糖尿有幫助，而芹菜含鈣、磷、鐵、維他命A原、C、P，也有降低血壓的功能。所以多飲用這道果汁對降血壓很有幫助。

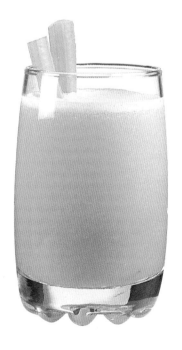

八大營養素效能分析

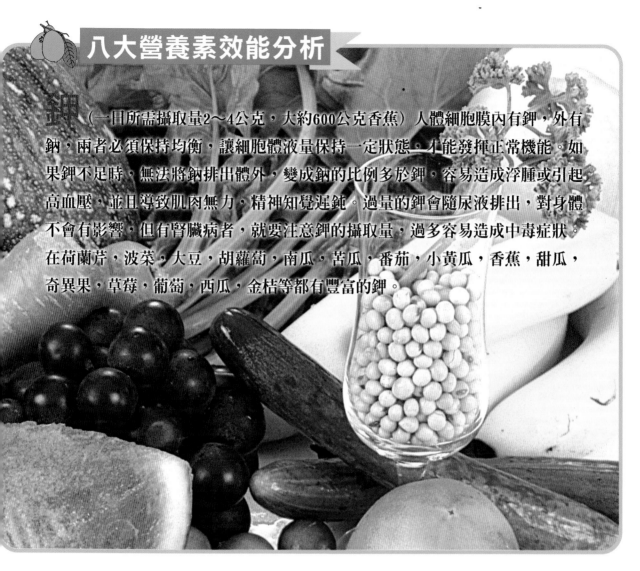

鉀

（一日所需攝取量2～4公克，大約600公克香蕉）人體細胞膜內有鉀，外有鈉，兩者必須保持均衡，讓細胞體液量保持一定狀態，才能發揮正常機能。如果鉀不足時，無法將鈉排出體外，變成鈉的比例多於鉀，容易造成浮腫或引起高血壓，並且導致肌肉無力，精神知覺遲鈍。過量的鉀會隨尿液排出，對身體不會有影響，但有腎臟病者，就要注意鉀的攝取量，過多容易造成中毒症狀。在荷蘭芹，波菜，大豆，胡蘿蔔，南瓜，苦瓜，番茄，小黃瓜，香蕉，甜瓜，奇異果，草莓，葡萄，西瓜，金桔等都有豐富的鉀。

蜂蜜芹菜汁

材料

大豆 ……………………20g
（泡水後約100g）
荷蘭芹 …………………1根
檸檬 ……………………1/2個
蜂蜜 ……………………1小匙
礦泉水 …………………100cc

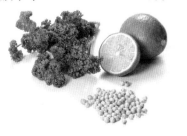

作法

① 先將大豆泡水一晚。

② 將大豆、荷蘭芹用果菜機榨成汁後與礦泉水、檸檬汁、蜂蜜混勻。

療效說明

大豆中的卵磷脂，以及荷蘭芹的維生素C可去除血管裡過多的有害膽固醇，使血管保持軟化，所以對降低血壓，軟化血管很有功效。

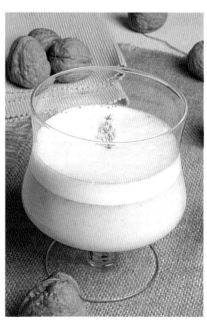

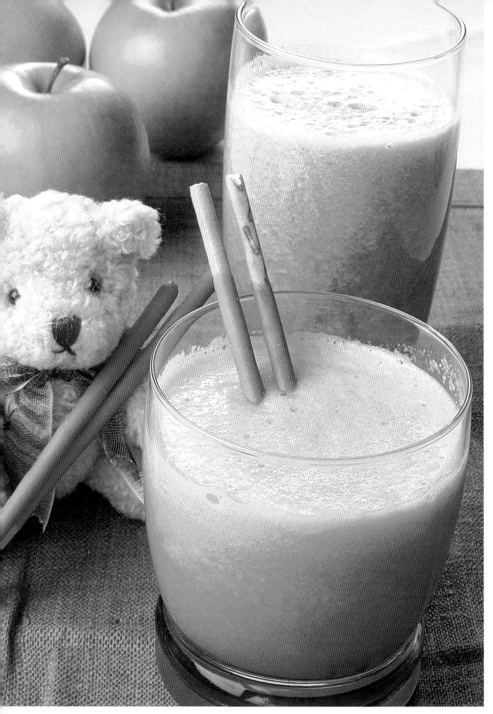

蕃茄果菜汁

材料
蕃茄 ……………………1個
胡蘿蔔 …………………1/2條
柳丁 ……………………1個
蘋果 ……………………1/2個
西洋芹 …………………1/2條
檸檬汁 …………………1小匙
礦泉水 …………………100cc

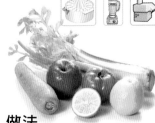

做法
① 蕃茄洗淨去蒂、柳丁去皮去籽，切成塊狀。
② 將西洋芹、胡蘿蔔以果菜機榨成汁。
③ 然後再將所有材料倒入果汁機攪拌。

療效說明
蕃茄是很營養的食品，它所含的維他命P，可軟化血管，多喝蕃茄汁也有助於腸道的暢通。而芹菜、蘋果也有降低血壓的功效。本品對淨化血液、控制血壓和暢通胃腸很有療效。

高麗菜汁

材料
高麗菜葉 …………4片 　　胡蘿蔔 ……………1條
檸檬 …………1/2個 　　礦泉水 …………100cc
蘋果 …………1個

療效說明
蘋果含大量鉀及維生素C，能降低血液中膽固醇的含量，因此可以預防高血壓及血管硬化。並與高麗菜組合，更能促進吸收消化。

做法
① 蘋果和檸檬去皮去籽，胡蘿蔔去皮，切成塊狀。
② 高麗菜切成一小片一小片。全部材料以果菜機榨成汁，再加入礦泉水混勻。

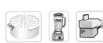

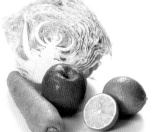

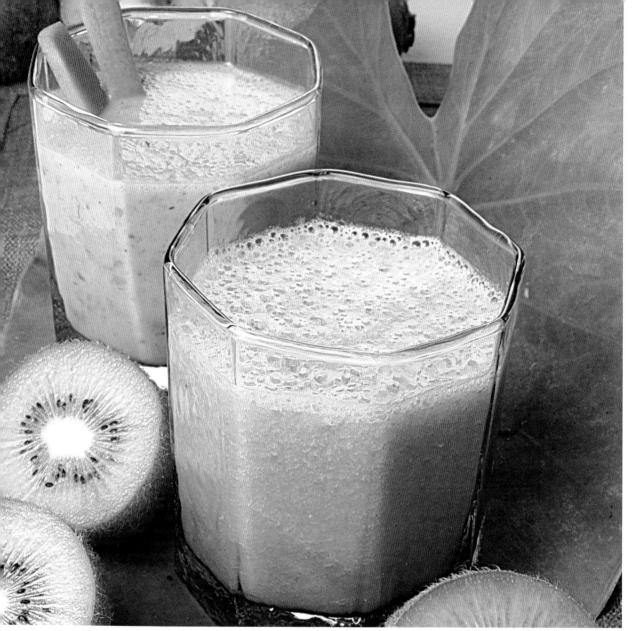

草莓檸檬汁

材料

草莓 …………………10個
檸檬 …………………1/4個
礦泉水 ……………100cc

做法

① 草莓去蒂，檸檬榨汁備用。

② 將草莓與礦泉水一起放入果汁機攪拌，再加入礦泉水混勻。。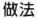

療效說明

草莓所含熱量、糖都很低，但維生素C非常多，可預防高血壓症狀。

紅豆香蕉優格

材料

熟紅豆 ……………30g
香蕉 …………………60g
優格 …………………30cc
礦泉水 ……………150cc

做法

① 香蕉剝皮切成塊狀。

② 和其他材料一起放入果汁機中攪拌。

療效說明

紅豆多用作利尿劑，香蕉含鉀有降血壓作用，兩者搭配組合可消除高血壓。

高麗菜萵苣汁

材料

萵苣 …………… 150g
蘋果 …………… 1/2個
蜂蜜 …………… 1小匙
檸檬 …………… 1/4個
礦泉水 ……… 150cc

作法

① 高麗菜和萵苣，分別撕成適當大小。
② 蘋果去皮去芯，切成適當大小。
③ 所有材料一起放入果菜機中榨汁。
④ 再加入檸檬、礦泉水混勻。

療效說明

萵苣和蘋果含有鉀成分，對高血壓、心臟病者，有食療作用，小孩多吃可預防佝僂病。

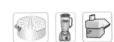

油菜水果牛奶

材料

香蕉 …………… 1根
油菜 …………… 50g
低脂牛奶 …… 150cc
蜂蜜 …………… 1小匙

作法

① 香蕉去皮，切成適當塊狀。
② 油菜去根部，用果菜機榨汁。
③ 所有材料一起放入果汁機中攪拌。

療效說明

香蕉成分無鹽多鈣、鉀，沒有膽固醇，與牛奶組合更能抑止交感神經興奮，血壓就不容易上升，並可預防血管硬化、冠心病。

鳳梨蘆筍果菜汁

材料

蘆筍 …………… 100g
高麗菜 ………… 2片
鳳梨 …………… 160g
礦泉水 ……… 100cc

作法

① 蘆筍去根部，分別切成適當大小。
② 鳳梨去皮去芯，切成適當大小。
③ 高麗菜撕成適當大小，和 ①、② 材料一起放入果菜機中榨汁，再與礦泉水混勻。

療效說明

綠蘆筍中含有天門冬氨酸及蘆丁，能擴張末梢神經，使血液循環良好，可預防高血壓，加上鳳梨的酸甜口味使口感更佳。

中醫建議

蘆筍因含核酸，容易在血液中轉變成尿酸，對於手指、腳趾痛風者，應盡量少食。

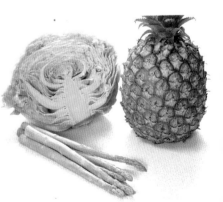

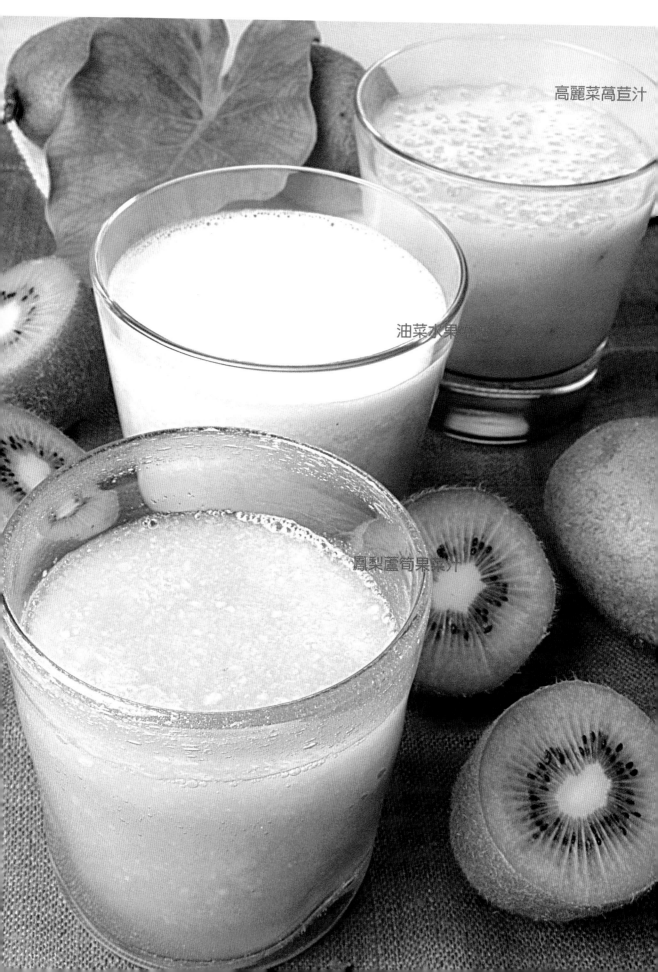

高麗菜萵苣汁

油菜水果汁

鳳梨蘆筍果菜汁

柳丁果菜汁

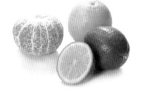

材料
柳丁 ……………2個
橘子 ……………1個
檸檬 ……………1/2個
礦泉水 …………50cc

做法
① 將柳丁、橘子、檸檬洗淨。

② 分別榨成汁後,再倒入杯中與礦泉水混勻。

療效說明
柳丁、橘子中的維生素C、P能增加身體抵抗力和血管彈性,其所含之纖維,可促進腸道蠕動,有利於排便。高血壓的人應多吃柳丁、橘子。才不至於因便秘而排便用力,造成血壓升高。

梨子果菜汁

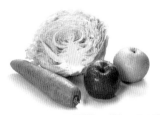

材料
梨子 ……………1個
胡蘿蔔 …………1/2條
蘋果 ……………1/2個
高麗菜 …………3、4片
礦泉水 …………100cc

做法
① 梨子、蘋果削皮去籽,切成塊狀,與礦泉水先放入果汁機打成汁。

② 胡蘿蔔削皮去籽,與高麗菜一起放入果菜機榨汁。

③ 再將 ① 與 ② 混勻即可。

療效說明
梨子含維生素B₁、B₂、C、β胡蘿蔔素、鈣、磷、鐵等礦物質,對高血壓的病人有益。蘋果對於降低血壓也有功效。

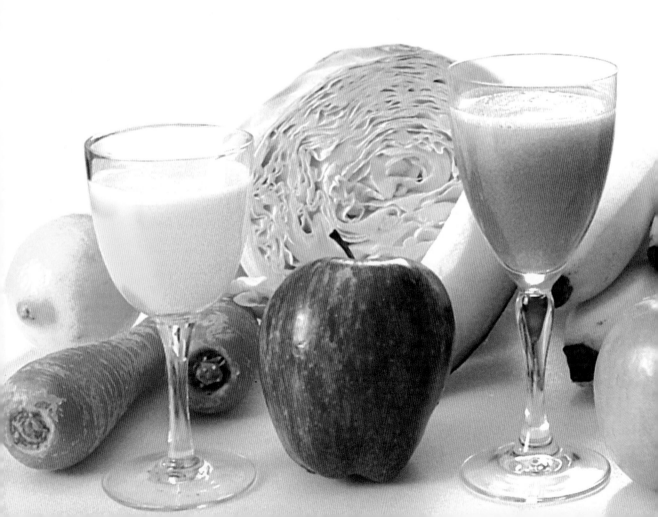

蘋果哈蜜瓜汁

材料

蘋果 ……………1個
哈蜜瓜 …………1/2個
檸檬 ……………1/2個
礦泉水 …………150cc

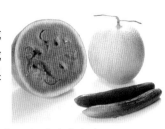

做法

① 蘋果去皮去芯,切成適當大小。

② 哈蜜瓜和檸檬去皮去籽,切成適當大小。

③ 所有材料一起放入果汁機中攪拌。

　　*可放入冷凍庫中做成冰凍的果子露,也很好吃。

療效說明

蘋果和哈蜜瓜含有大量的鉀,可去除血中的膽固醇與鈉,因而可預防因飲食習慣不良所造成的高血壓等疾病。

西瓜果菜汁

材料

西瓜 ……………200g
哈蜜瓜 …………100g
小黃瓜 …………1/2根

做法

① 哈蜜瓜和西瓜去皮去籽,切成適當大小。

② 小黃瓜切成適當大小。

③ 所有材料放入果汁機中攪拌。

療效說明

西瓜有甘寒退熱及利尿功效,小黃瓜的纖維素可降低膽固醇數值,所以特別適合水腫和高血壓的人飲用。

中醫建議

西瓜、哈蜜瓜、小黃瓜性味屬甘寒,所以本品對於腸胃潰瘍者均應慎用。

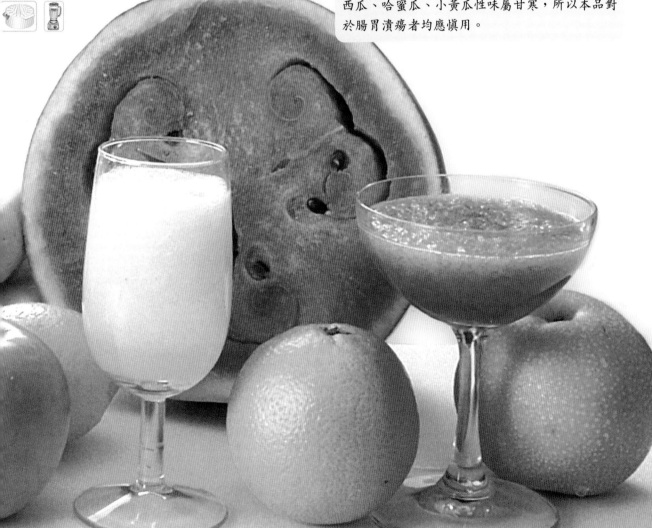

貧血

血液中的紅血球數目減少，致使血紅蛋白低於正常值，就稱為貧血。紅血球的功能是人體內細胞運動、增進代謝時搬運養分和氧分的任務。紅血球是由骨髓緩慢製成的，紅血球的原料是鐵質和蛋白質。貧血症大都是因為缺乏鐵質所引起的缺鐵性貧血。自覺症狀為全身倦怠、頭暈目眩、心悸、氣喘、臉色蒼白、指甲不光滑。

中醫稱貧血為血虛，一般以補氣養血、滋養肝腎、溫補脾腎、清熱涼血等療治。

要預防貧血，對於鐵質與蛋白質的攝取固然重要，但是幫助鐵質吸收的維生素C及補充造血的蛋白質營養素，是需要維生素B$_{12}$及葉酸來提昇，所以這些營養素都要均衡攝食，效果會更好。

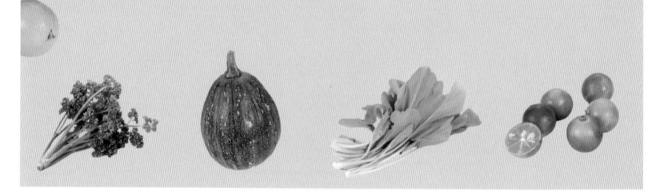

紅酒草莓汁

材料
草莓 ……………………5、6顆
紅酒 ……………………1大匙
檸檬汁 …………………1小匙
礦泉水 …………………150cc

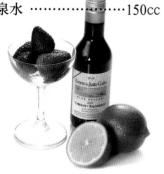

作法
① 草莓放入大碗中壓碎。

② 倒入紅酒、檸檬汁和2～3個冰塊，最後再加入礦泉水攪拌均勻。

療效說明
草莓含有多種相當豐富的維生素及礦物質元素，而紅酒是由含維生素B$_{12}$豐富的葡萄釀製，兩者皆有補血功效，對於治療貧血效果特佳。

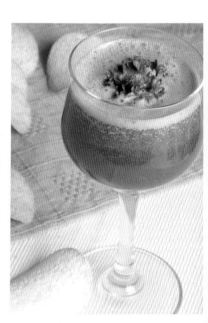

鐵質 （一日所需攝取量男10毫克女12毫克，大約300公克波菜）鐵質在人體內所佔的份量極為小，但卻是紅血球靠鐵質讓血液中的氧氣，順利輸送血液，並幫助燃燒能源，使肌肉或細胞發揮正常功能。

　　人體如有剩餘的鐵質，將會儲存於肝臟和骨髓內，以備補充不足之需。但如缺乏鐵質則易造成貧血、發育不良。而鐵質尚可預防疲勞，心悸、頭暈痛、注意力、思考力不集中及協調體溫。

　　在荷蘭芹，波菜，油菜，萵苣，綠椰菜，芹菜，清江菜，椰子，葡萄，酸梅，香蕉等均含有豐富的鐵質。

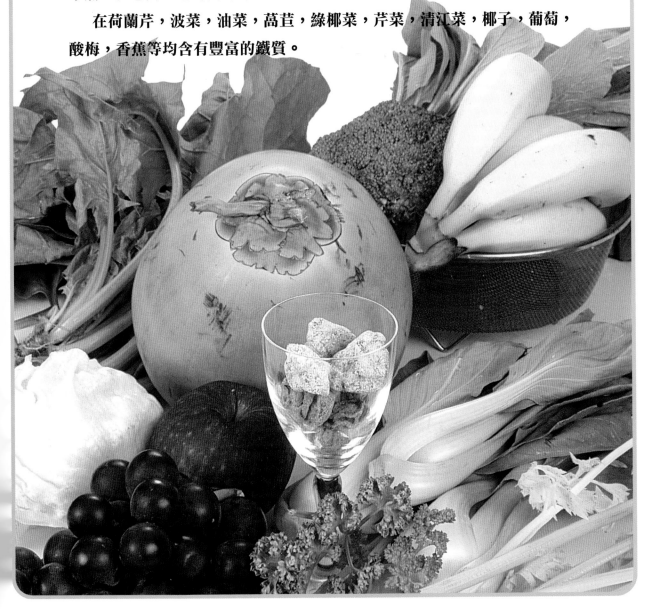

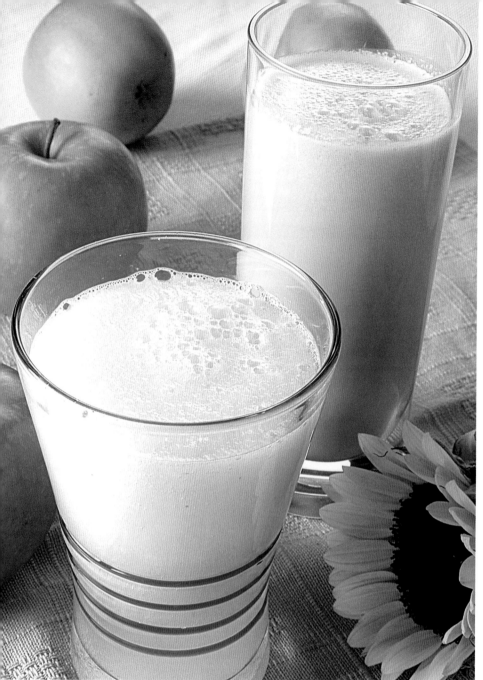

菠菜牛奶

材料
菠菜 ……………………2株
西洋芹 …………………1小段
蘋果 ……………………1/2個
蜂蜜 ……………………1大匙
牛奶 ……………………150cc

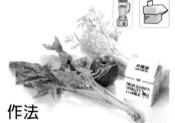

作法
① 菠菜去根部，與西洋芹切成段狀。
② 蘋果削皮去芯，切成適當大小。
③ 所有材料一起放入果菜機中來榨汁。
④ 在 ③ 中加入蜂蜜和牛奶攪勻。

療效說明
含有豐富鐵質的菠菜，能補血、活血，和牛奶搭配還能攝取到鈣質的營養。對治療缺鐵性貧血，有預防的高效果。

葡萄西洋梨果汁

材料
葡萄 ……………………150g
梨子 ……………………1個
檸檬 ……………………1/3個
礦泉水 …………………150cc

作法
① 葡萄、梨子去皮去籽。
② 檸檬榨汁備用。
③ 葡萄、梨子、礦泉水一起放入果汁機中攪拌，再加入檸檬汁混勻。

療效說明
「本草求真」對梨子的記載：「治血液衰少，梨汁同人乳」，而葡萄有補血效果大家皆知，兩者組合對治療貧血相當有效果。

草莓菠菜汁

材料

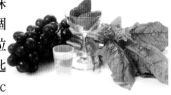

菠菜 ……………2株
草莓 ……………5個
葡萄 ……………10粒
蜂蜜 ……………1小匙
礦泉水 …………150cc

做法

① 菠菜切掉根部，再以果菜機榨汁。

② 草莓去蒂、切半。

③ 葡萄去皮去籽。

④ 所有材料放入果汁機中攪拌。

蜂蜜檸檬汁

材料

荷蘭芹 ……………3根
檸檬 ……………1/2個
蜂蜜 ……………2大匙
礦泉水 …………200cc

做法

① 荷蘭芹切段，再以果菜機榨汁。

② 檸檬榨汁。

③ 把所有材料放入果汁機中混勻。

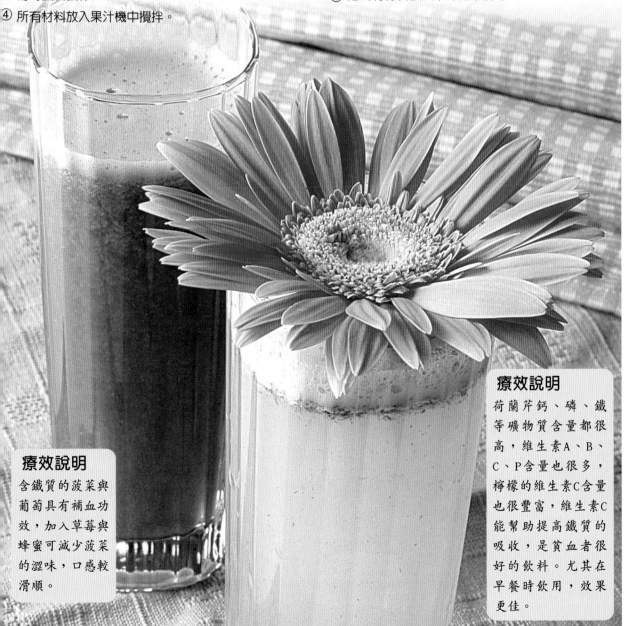

療效說明

含鐵質的菠菜與葡萄具有補血功效，加入草莓與蜂蜜可減少菠菜的澀味，口感較滑順。

療效說明

荷蘭芹鈣、磷、鐵等礦物質含量都很高，維生素A、B、C、P含量也很多，檸檬的維生素C含量也很豐富，維生素C能幫助提高鐵質的吸收，是貧血者很好的飲料。尤其在早餐時飲用，效果更佳。

荷蘭芹葡萄汁

材料
荷蘭芹 ……………………2根
礦泉水 ……………………100cc
葡萄 ………………………20粒

作法
① 荷蘭芹切段,葡萄去皮去籽,再放入果菜機榨汁。
② 加入礦泉水混勻。

療效說明
荷蘭芹及葡萄的鐵質及維生素C含量都相當豐富,葡萄的甜味加上芹菜的香,是一杯很獨特的補血飲料。

綜合蔬菜汁

材料
菠菜葉 ……………………2株
胡蘿蔔 ……………………1條
高麗菜 ……………………4片
果糖 ………………………1大匙
礦泉水 ……………………100cc

作法
① 菠菜切段,高麗菜撕成小片,胡蘿蔔切塊狀。
② 將 ① 和其他材料混勻,放入果菜機榨汁。
③ 再將 ② 與果糖、礦泉水混勻。

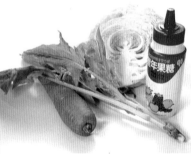

療效說明
這是含有多種豐富維生素及礦物質的組合,尤其補充維生素C讓鐵質的吸收效果更佳。

油菜牛奶

材料
油菜葉 ……………………2株
荷蘭芹 ……………………1株
果糖 ………………………1匙
牛奶 ………………………200cc

作法
① 油菜葉撕小片,西洋芹切成小段狀。
② 將 ① 和其他材料,一起放入果汁機中攪拌而後過濾。

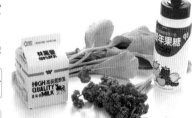

療效說明
油菜含豐富的蛋白質、鐵、鈣、維生素B_2、C、D等,有活血化痰的功效,再加入多鈣的牛奶組合,營養更豐富,健康更滿點。

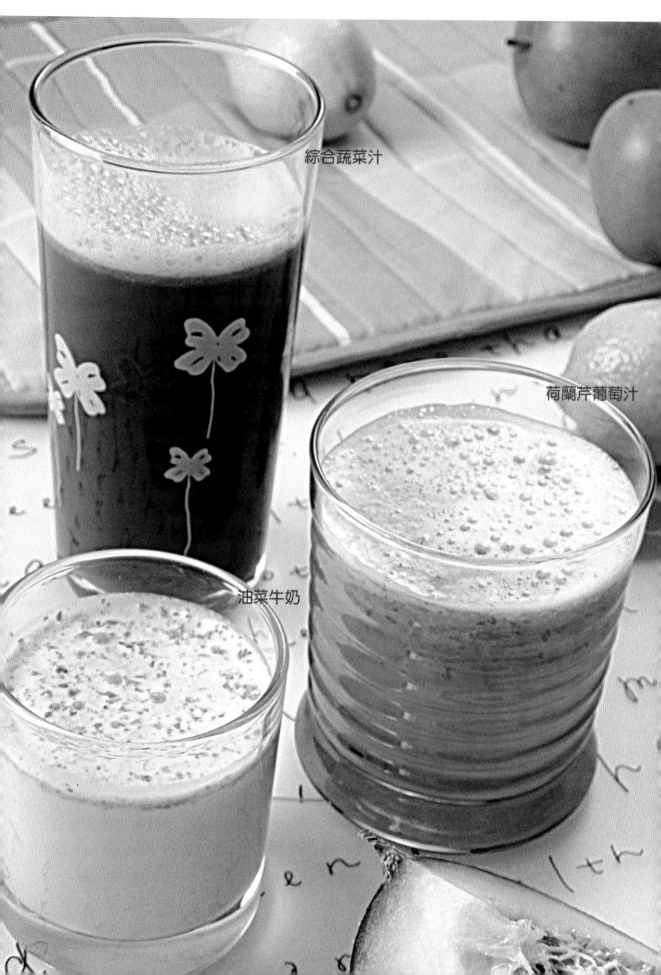

綜合蔬菜汁

荷蘭芹葡萄汁

油菜牛奶

四肢虛冷

　　手腳虛冷的寒症是東方人特有的，尤其是女性。是因為血液的紅血球無法流暢的出入毛細血管，造成末梢毛細血管的老化廢物無法完全由微靜脈帶出。女性皮下組織積存較多脂肪細胞，容易將細小毛細血管壓迫，使紅血球通過更困難，更容易感覺四肢寒冷。

　　一般的寒症，以無法適當調整自律神經的人為多，也就是中醫所說的氣虛。倘若血液循環順暢，寒冷症就會有改善。

　　若要使血液循環改善，攝取促進血液循環的營養素外，運動、熱水浴對於身體也有溫暖作用。

辣蘋果汁

材料

蘋果	1個
檸檬	1/2個
生薑茉	1塊
蜂蜜	1小匙
礦泉水	150cc

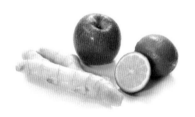

作法

① 蘋果去皮去芯，檸檬去皮去籽，分別切成適當塊狀。

② 生薑削皮與 ① 一起放入果菜機榨汁。

③ 再加入蜂蜜、礦泉水混勻。

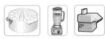

療效說明

生薑具有活血、袪寒等功能，如寒冷之天，喝薑湯可增進血液循環，驅散寒邪。加入蘋果、蜂蜜可消除生薑辛味，較易入口。

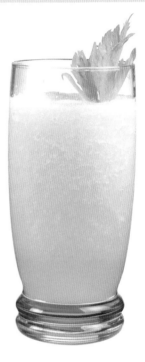

紫蘇蘋果汁

材料

	蘋果	1個
	龍眼肉(桂圓)	10粒
	紫蘇	10g
	芹菜	1株
	礦泉水	150cc

作法

① 蘋果去皮去籽，龍眼去核去籽。

② 芹菜洗淨切段。

③ 將所有材料以果汁機攪拌成汁濾渣。

療效說明

「本草從新」記載紫蘇的功效為性溫發汗，袪風散寒。而桂圓有補氣血之佳果。

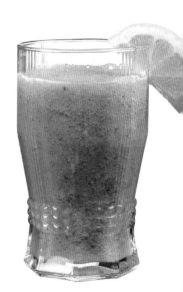

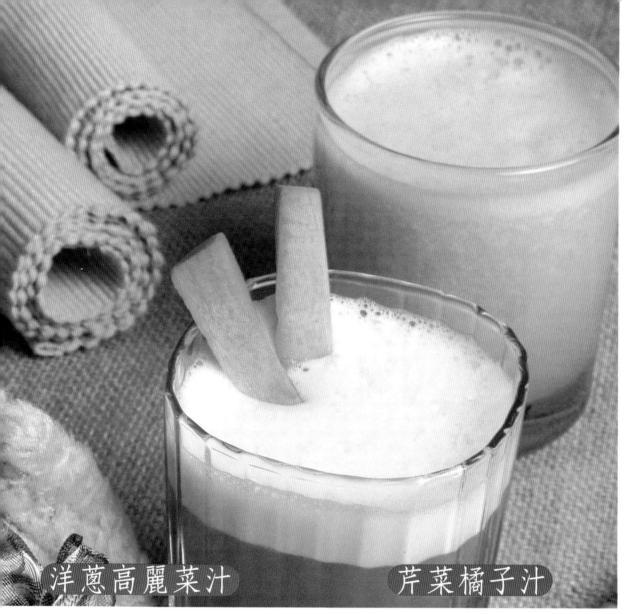

洋蔥高麗菜汁

芹菜橘子汁

材料

高麗菜 …………2大葉
洋蔥 ……………50g
鼠尾草 ……………2〜3片
紅酒 …………1小匙
礦泉水 …………200cc

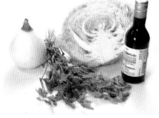

做法

① 高麗菜、洋蔥洗淨切片。
② 放入果菜機榨成汁,再加入紅酒、礦泉水混勻。

療效說明

鼠尾草在中藥處方是補氣散寒發汗。而洋蔥內含蘋果酸和磷酸糖結合成能刺激血液循環,促進發汗作用,這是不畏寒最佳飲品。

材料

橘子 ……………2個
蘋果 …………1/2個
芹菜 ……………1根
礦泉水 …………100cc

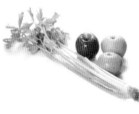

做法

① 芹菜切段,蘋果去皮去籽切滾刀塊。
② 將所有材料一起放入果汁機中攪拌。
　＊本道飲料也可加熱飲用。

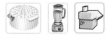

療效說明

橘子含有多種維生素和礦物質,果肉與果皮(陳皮)具有通絡化痰、行氣活血作用。

預防骨質疏鬆症

骨骼裡的骨質逐漸減少變粗鬆的老化現象，稱為骨質疏鬆症。容易造成骨折，尤其以女性較多，因婦女停經後荷爾蒙分泌不足，使骨量急速減少，骨骼變疏鬆。

要預防骨質疏鬆就要不斷補充骨的原料，也就是鈣質和蛋白質，而維生素D、K、C幫助鈣質、蛋白質的吸收，也是對保健骨骼不可缺的營養素。平時作日光浴讓皮膚產生維生素D，以及多運動來強健骨骼，都是預防骨質疏鬆症的好方法。

蘋果油菜汁

材料
蘋果 ……………………1個
油菜 ……………………1株
牛奶 ……………………150cc
蜂蜜 ……………………1匙

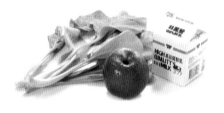

作法
① 蘋果去皮去籽切成適當塊狀。
② 油菜切成細段狀。
③ 將所有材料一起放入果汁機攪拌，再加入蜂蜜混勻。

療效說明
油菜含鈣量很豐富，2～3株油菜就含有人體一天所需鈣質的1/2，本品經常這樣搭配喝，到老就不會彎腰駝背。

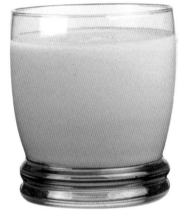

青江菜鳳梨汁

材料
青江菜 ……………………1株
鳳梨 ……………………1/4片
柳橙 ……………………1個
蜂蜜 ……………………1匙
礦泉水 ……………………100cc

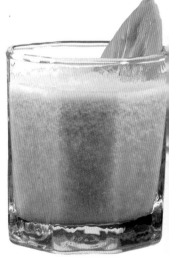

作法
① 將鳳梨去皮去梗，柳橙去皮去籽。
② 將青江菜切細段狀，與①及水一起放入果菜機攪拌。
③ 再加入蜂蜜、礦泉水混勻。

療效說明
青江菜不但含有大量維生素C，鈣、鐵含量也十分豐富，大概1株青江菜，就含有人體一天所需1/4的鈣質。搭配鳳梨、柳橙，可掩蓋青江菜的澀味，讓口感較滑順輕爽。

香蕉木瓜牛奶汁

材料

香蕉 ……………………1條
木瓜 ……………………1/2片
牛奶 ……………………150cc

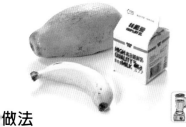

做法

① 香蕉、木瓜去皮去籽切塊狀。

② 將所有材料一起放入果汁機攪拌。

療效說明

香蕉不但可治療便秘、高血壓、冠心病，也含有豐富的鈣質。而木瓜酵素除了可分解蛋白質外，更可幫助香蕉、牛奶的鈣質消化吸收。

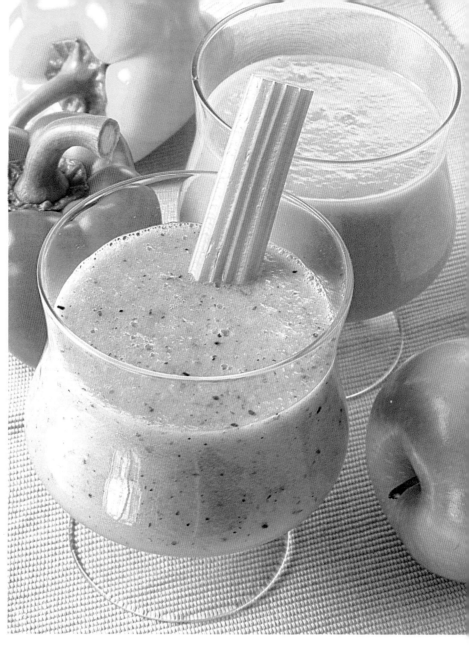

奇異果菜汁

材料

荷蘭芹 ……………1株　　鳳梨 ……………1/4片
奇異果 ……………1個　　礦泉水 …………100cc
小松菜 …………100g　　蜂蜜 ………………1匙

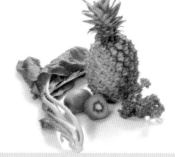

做法

① 小松菜切細段，荷蘭芹切細段狀。

② 奇異果、鳳梨去皮去梗。

③ 將①、②與水一起放入果汁機攪拌，再濾過加入蜂蜜混勻。

療效說明

小松菜、荷蘭芹含的鈣質非常的豐富。奇異果在我國俗稱彌猴桃，含有大量維生素c，讓鈣質更能容易被完全吸收，對於強化骨骼很有助益。

肝病

　　肝臟是人體最大的內臟器官，具有許多項功能，主要為分解、合成及吸收人體內的營養素、貯存肝糖，可說是一間化學工廠。

　　肝臟的作用：1.糖代謝功能為人體活動力的能量由來。2.排泄功能，作成膽汁。3.解毒作用。4.骨髓外的造血。5.循環調節機能，將吸收得到的養份，送往循環系統。

　　肝臟功能異常，在中醫臨床表現為食慾不振、疲乏無力、腹脹、腹瀉、肝痛、失眠，有的會脾臟腫大，皮膚成黝黑色。急性者會出現眼睛、身體、尿液變黃的「阻癀」症。

　　對於肝臟的保護及預防肝功能異常，在飲食方面應攝取均衡的營養，尤其是蛋白質、維生素B群、A、K。維生素B群是肝糖代謝作用主要營養素。維生素A可結合蛋白質將養分送到身體各部，維生素K是製造血小板的血液凝固因子的成分。

李子抹茶汁

材料

加州李子 ……………………100g
綠茶(抹茶) …………………5g
果糖 …………………………1匙
礦泉水 ………………………150cc

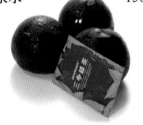

作法

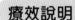

① 李子去皮去籽。

② 抹茶(綠茶研磨成粉)與李子及水一起放入果汁機中攪拌，再加入果糖、礦泉水混勻。

療效說明

李子性微溫，味甘酸，有舒肝解鬱之作用。現代醫學研究發現綠茶含維生素A_1，有防癌及調整肝功能的功效。

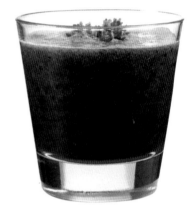

芹菜金桔汁

材料

芹菜 …………………………2根
金桔 …………………………8個
蜂蜜 …………………………1匙
礦泉水 ………………………150cc

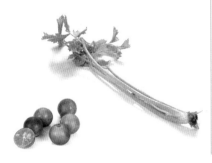

作法

① 芹菜洗淨切段放入果菜機榨汁。

② 金桔切對半去籽，用壓汁機壓汁。

③ 將 ① 與 ② 的汁再加入蜂蜜、礦泉水混勻。

療效說明

「本草從新」記載芹菜有去伏熱、治煩渴的功效。古今以來被廣泛作為藥草之用，並被視為是「保肝蔬菜」。另外金桔富含枸橼酸和維他命C，對肝病所引起的疲累狀況，較能快速消除。

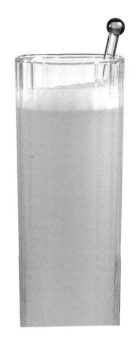

苦瓜豆漿汁

材料

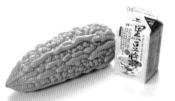

熟苦瓜 ·····················200g
黑豆漿·····················150cc
蜂蜜·····························1匙

做法

① 將苦瓜洗淨放入果菜機榨汁。

② 再加入黑豆漿、蜂蜜混勻。

療效說明

苦瓜、黑豆均含植物性蛋白質，兼具多種氨基酸，抗癌性強。而肝病者適宜食高蛋白質食物，所以「隨息居飲食譜」對苦瓜記載：「熟則色赤，味甘性平，養血滋肝，潤脾補腎。」

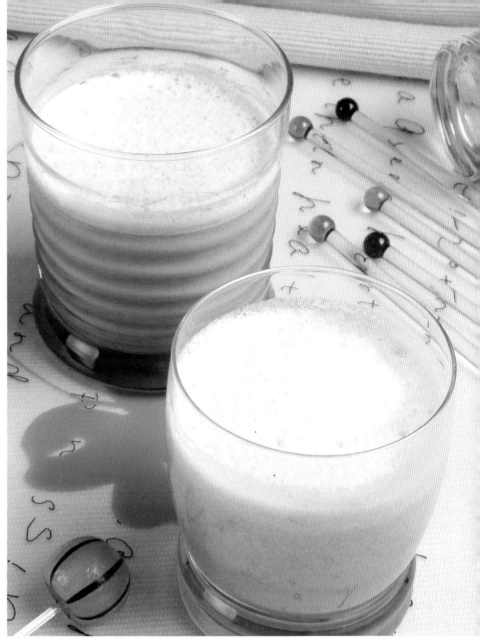

蕃茄甘蔗汁

材料

蕃茄 ··················1個
甘蔗 ·············300g
蘋果 ·············1/2個
礦泉水 ··········100cc

做法

① 番茄、蘋果去皮去籽切成適當塊狀。

② 甘蔗削皮放入果菜機榨汁。

③ 再將所有材料放入果汁機攪拌均勻。

療效說明

蕃茄含蛋白質及多種營養素，具涼血平肝作用，並含氧化汞，對肝臟病有療效功能。而甘蔗所含的糖漿在「本草從新」記載有補脾緩肝的功效。

中醫建議

甘蔗生飲性甘寒，脾胃虛寒者宜加熱飲用。並且所含的糖分頗高，肥胖者不宜多食。

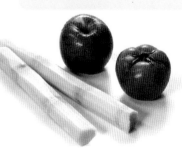

腎臟在靠腹部背面左右各有一個，執行分泌並排出尿液，將體內廢物排泄出去，為其主要功能，有如清潔大隊。

另外還能將在肝臟內形成的尿素排泄出，其次並能調節酸鹽基的平衡。慢性腎臟病中醫臨床表現為水腫、蛋白尿、高血壓。屬「水腫」「虛損」範圍，以健脾清熱、益氣活血、滋陰補腎等法治療。急性腎臟病為浮腫、血尿、蛋白尿及高血壓，甚至心悸、口唇發紫。

在預防腎臟病的發生，在飲食方面應多攝取具利尿的果蔬，及能排鈉的鉀質，並控致鹽分的攝取。工作上不宜忙碌，情緒上不宜緊張，並要有充足的休息。

雙瓜汁

材料

西瓜 …………………………300g
甜瓜 …………………………1/2個
礦泉水 ………………………100cc

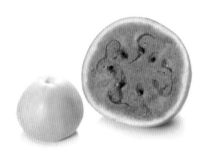

作法

① 西瓜、甜瓜去皮去籽，切塊。
② 將所有材料一起放入果汁機攪拌。

療效說明

兩者性皆屬甘寒，「本草備要」記載雙瓜能解暑利小便，天生白虎湯。因能利尿，對於腎炎有療效。但因屬生冷，故腸胃潰瘍、脾胃虛寒不宜多食。

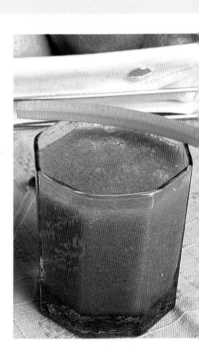

蕃茄梨子汁

材料

蕃茄 …………………………1個
梨子 …………………………1個
檸檬 …………………………1/4個
礦泉水 ………………………100cc

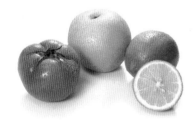

作法

① 蕃茄去蒂，梨子去皮去籽切成塊狀。
② 檸檬榨汁備用。
③ 將 ① 再加入礦泉水與檸檬汁放入果汁機攪拌混勻。

療效說明

近代醫學研究發現，蕃茄含檸檬酸、蘋果酸，對腎炎有利尿作用。梨子含有大量的水分，亦有利尿減輕浮腫的效果。

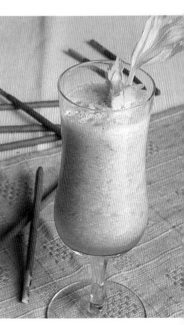

特調瓜果汁

材料
哈蜜瓜 ·················1/2個
西瓜 ·················200g
梨子 ·················1/2個
小黃瓜 ·················1/2條
檸檬 ·················1/4個
礦泉水 ·················50cc

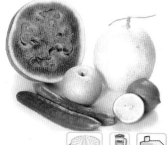

做法
① 哈蜜瓜、西瓜、梨子去皮去
   籽切成塊狀。
② 小黃瓜切段與①及礦泉水一
   起放入果汁機攪拌。
   再加入檸檬汁混勻。

療效說明
這四種蔬果均含大量水分，
利尿及鹽分的排除功能很
高，可消除因腎臟病所引起
的手腳浮腫現象。

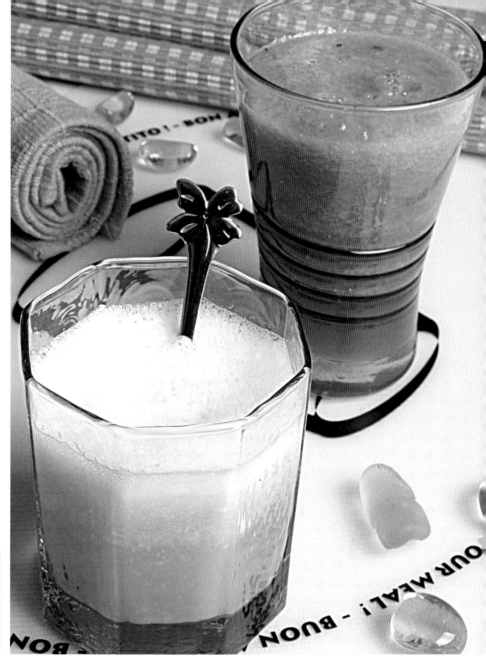

山藥黃瓜汁

材料
山藥 ·················1/2條
小黃瓜 ·················1條
檸檬 ·················1/3個
蜂蜜 ·················1匙
礦泉水 ·················100cc

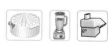

做法
① 將山藥去皮磨成泥狀。
② 小黃瓜切成段，檸檬去皮去籽。
③ 將①、②與礦泉水一起放入果汁機攪
   拌過濾，再加入蜂蜜混勻。

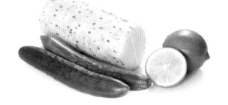

療效說明
山藥，中醫稱准山，「本草從新」
記載山藥益腎強精，所以歷代醫學
都認為對腎臟疾病有很好療效。現
代醫學發現山藥含有鉀的成分，可
加強排除多餘的鹽分，更可幫助減
輕腎臟的負擔。

糖尿病

糖尿病屬於內分泌新陳代謝異常，胰島素分泌不足引起糖代謝不正常的疾病。糖尿病是因人體能量來源的葡萄糖，在血液中過剩，腎臟無法再吸收由小便排泄出去。這種疾病治療不易，因糖代謝發生異常，對其他代謝系統亦會發病，各種併發症就出現。

糖尿病自覺症狀在於三多──多喝、多尿、多渴。並有疲乏、肥胖或消瘦及指尖痲痺等症狀。在我國後漢時期，張景仲所著「傷寒論」就記載糖尿病為三消症，故本病屬中醫「消渴」範圍，以滋陰清熱、降低血糖為主治。

在飲食方面應多攝取維生素群，來預防糖尿病的併發症的發生，尤其維生素B_1、B_2、A、C、E，並對糖及熱量的食物須控制，有降低血糖的蔬菜和海藻應均衡攝取。生活方面要避免運動不足，讓血液循環順暢，可使血糖值下降。

蕃茄黃瓜汁

材料

蕃茄 …………………………1個
小黃瓜 ………………………2條
礦泉水 ………………………150cc
蜂蜜 …………………………1/2匙

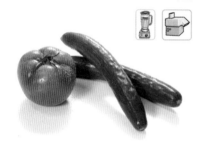

作法

① 小黃瓜切段狀，蕃茄去蒂切塊狀。

② 將 ① 與礦泉水放入果汁機攪拌，再加入蜂蜜混勻。

療效說明

「本草綱目」記載黃瓜清熱解渴、利水道，蜂蜜能潤燥止渴，但不宜多食。中醫認為治療糖尿病當以滋陰清熱，方能降低血糖，本品具有此功能。

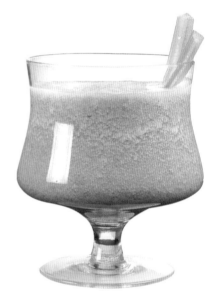

芭樂果菜汁

材料

芭樂 …………………………1個
芹菜 …………………………1根
蜂蜜 …………………………1/2匙
礦泉水 ………………………100cc

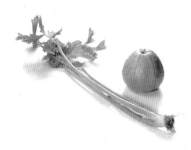

作法

① 芭樂切成塊狀，芹菜切成段狀。

② 將 ① 與礦泉水放入果汁機攪拌，再加入蜂蜜混勻。

療效說明

芭樂的營養素不但多，價值也高。芭樂籽含鐵量比任何水果都多，它不止有消炎、止血、止瀉的功用，在民間療法中有治療糖尿病的效果。

中醫建議

芭樂有止瀉、燥濕的效果，所以便秘者應少食。

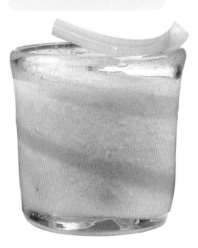

葡萄柚菜汁

材料

葡萄柚……………………1/2個
高麗菜 ………………3片
西洋芹 ………………1根
荷蘭芹 ………………1株
礦泉水 …………………100cc

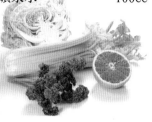

做法

① 葡萄柚去皮去籽。

② 高麗菜、西洋芹、荷蘭芹切片狀。

③ 一起與礦泉水放入果汁機攪拌後濾渣。

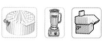

療效說明

在水果中葡萄柚含糖分是屬較少的，但維生素C的含量卻很高。與本品蔬菜搭配，均有降血壓、輔助降血糖的效果。

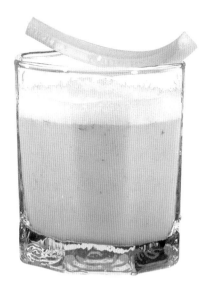

紅白雙汁

材料

白蘿蔔……………………1/2根
胡蘿蔔 ………………150g
芹菜 ………………1根
檸檬……………………1/3個
蜂蜜……………………1/2匙
礦泉水……………………100cc

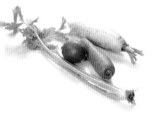

中醫建議
早晨空腹勿生食蘿蔔，以免對脾胃有損。

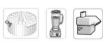

做法

① 胡蘿蔔、蘿蔔去皮切成塊狀，芹菜切成段狀。

② 檸檬榨汁備用。

③ 將 ① 放入果菜機榨汁，再加入檸檬汁、蜂蜜、礦泉水混勻。

療效說明

這四種果菜含豐富的維生素、礦物質，但不含糖分，熱量較低，吃過多也不會發胖。營養價值很高，卻可預防血糖升高。（糖尿病患者每天要保持適量運動）

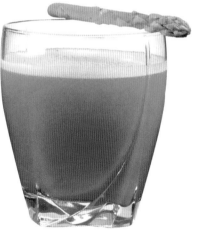

苦瓜芹菜汁

材料

苦瓜……………………1/2條
芹菜 ………………1根
蜂蜜……………………1/2匙
礦泉水 …………………100cc

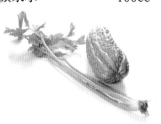

做法

① 苦瓜去籽切成塊狀，芹菜切段狀。

② 將 ① 放入果菜機榨汁。

③ 加入礦泉水與蜂蜜混勻。

療效說明

苦瓜的維生素B_1在瓜類中是最多的。「本草綱目」記載苦瓜能利尿活血除邪熱、解勞乏、清心明目。而現代則發現苦瓜含有類似胰島素的物質，有降血糖功能。

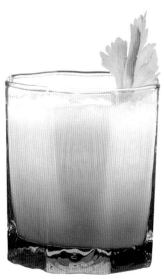

維生素與礦物質被稱為微量營養素，如果攝取不足的話，人體內的營養素（碳水化合物、蛋白質、脂質）就無法完全發揮效果，自然抵抗力減弱，也就容易產生各種慢性疾病。

水果及蔬菜是大自然所恩賜的自然食物，懂得如何調製成果汁，不僅保留原味，而且營養價值高，是最沒有副作用的食品，跟一般的健康食品是不同的。

綜合果汁

材料

香蕉 …………………………1條
蘋果 …………………………1個
橘子 …………………………1/2個
檸檬 …………………………1/2個
蜂蜜 …………………………2匙
礦泉水 ………………………150cc

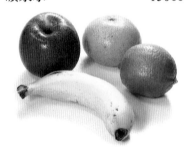

作法

① 香蕉、蘋果、檸檬去皮去籽切成小塊，放入果汁機中。

② 再將橘子剝皮，分成一瓣一瓣丟入果汁機中。

③ 最後加入蜂蜜、礦泉水再一起攪拌即可。

療效說明

蘋果、香蕉和橘子都含有豐富的維生素、礦物質、多種果酸及β胡蘿蔔素對降血壓、健胃、整腸、促進消化很有益處。

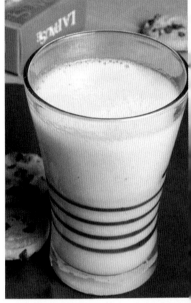

黑豆汁

材料

黑豆 …………………………100公克
蜂蜜 …………………………3大匙
礦泉水 ………………………500cc

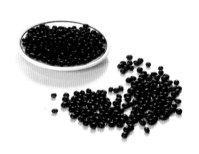

作法

① 黑豆充份洗淨。

② 倒入500cc水煮沸後，轉小火繼續煮到水剩下一半。

③ 加入蜂蜜後即可飲用。

療效說明

黑豆含脂肪、蛋白質、糖類、維生素A、茶酸及黑色素等，它能夠補血明目、滋補腎臟，常飲黑豆汁能夠淨化血液治療水腫。消化功能差、體質過敏的人常喝黑豆汁可改善過敏體質。

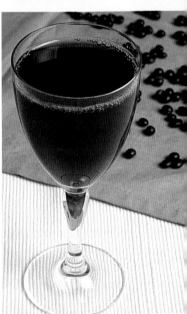

水蜜桃黑棗汁

材料

水蜜桃	1個
黑棗	1個
檸檬	1/3個
蜂蜜	2匙
礦泉水	150cc

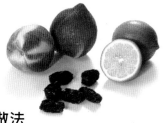

做法

① 水蜜桃和黑棗去皮去籽，切成小塊狀。

② 檸檬榨汁備用。

③ 將 ① 與礦泉水一起放入果汁機攪拌，而後加入檸檬、蜂蜜混勻。

療效說明

「本草從新」記載黑棗：甘溫補中益氣，滋脾潤肺，可調和百藥。與水蜜桃組合更能補氣活血，其內又含果膠質纖維，可消除便秘。

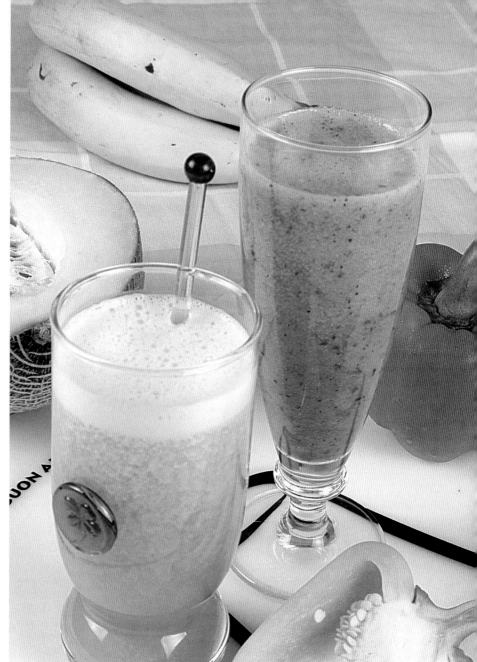

小黃瓜鳳梨汁

材料

小黃瓜	1條
鳳梨	1/4片
礦泉水	150cc

做法

① 鳳梨去皮去芯切塊、小黃瓜切塊。

② 全部材料放入果汁機中攪拌後濾渣。

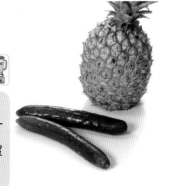

療效說明

黃瓜屬涼性蔬菜，利尿功效很強，現代醫學研究發現，小黃瓜有抗癌作用。鳳梨含「菠蘿朊酶」，可在胃裡分解蛋白質，幫助人體對於蛋白質的消化及吸收。加入鳳梨對消暑解渴更具功效。

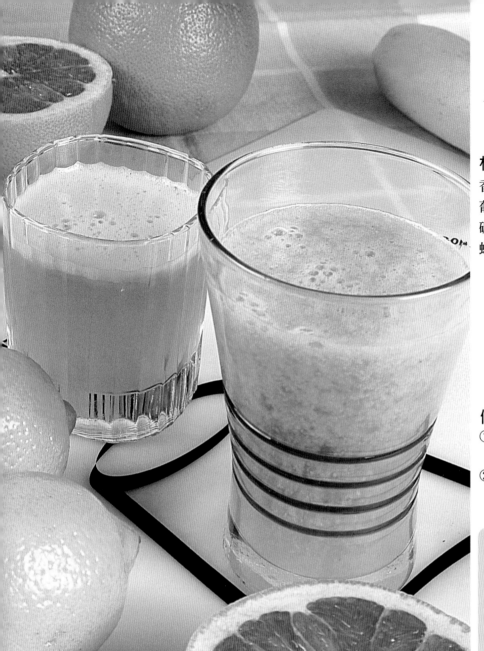

香蕉葡萄柚汁

材料

香蕉	1/2根
葡萄柚	1個
礦泉水	100cc
蜂蜜	1匙

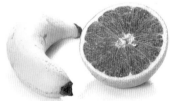

做法

① 葡萄柚切半，用檸檬擠汁器擠出湯汁，然後倒入玻璃杯中。

② 香蕉切成0.5公分的輪狀，放入葡萄柚汁中，與礦泉水、蜂蜜打成汁即可。

療效說明

葡萄柚維生素C含量豐富，可開胃助消化、還可養顏美容。香蕉的維生素、礦物質含量皆相當豐富，能降血壓、幫助消化、治療便秘。

葡萄柚西洋芹汁

材料

葡萄柚	1個	白酒	1匙
西洋芹	1根	檸檬汁	1大匙
蘇打水	150cc	冰塊	適量

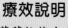

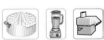

作法

① 葡萄柚切半，用檸檬擠汁器擠出湯汁。

② 準備一個大玻璃杯，將碎冰先放入杯中，再倒入葡萄柚汁、檸檬汁、白酒和蘇打水。

③ 最後放入切成片狀的西洋芹，邊吃西洋芹邊喝飲料 。

療效說明

葡萄柚維生素C的含量特別高，所以又稱為「維生素C群寶庫」，並且能生津止渴、健胃助消化。芹菜礦物質鈣、磷、鐵含量均高，維生素A、B、C、P含量也很多，有降血壓、健胃、安定神經等功效。

宴客綜合果汁

材料(500cc份)

蘋果 ………………………1個
香蕉 ………………………1 條
草莓 ………………………5~6粒
香瓜 ………………………1/2個
葡萄柚 ……………………1個
鳳梨 ………………………1/8個
果糖 ………………………1大匙
白葡萄酒 …………………2大匙
檸檬汁 ……………………3大匙
冰塊 ………………………適量

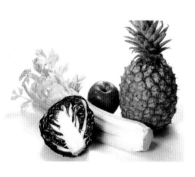

作法

① 蘋果削皮和去籽，切薄片泡鹽水。

② 香瓜和草莓切成稍厚的片狀，葡萄柚取出果肉備用。

③ 鳳梨切成小塊，香蕉留到最後再去皮切片。

④ 將全部的水果放入果汁機中攪拌，再倒入果糖、檸檬汁、白葡萄酒混勻，最後放入冰塊即可。

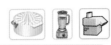

療效說明

因為綜合了多種水果，所以營養非常豐富，這道綜合果汁的味道很好，很適合拿來當作宴客時的飲料。

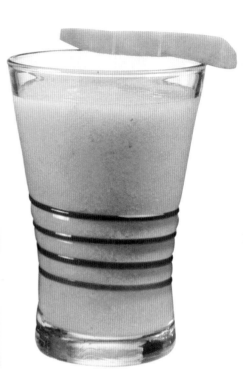

紫高麗蘋果汁

材料

紫高麗菜 ………………100g
蘋果 ………………………1/2個
鳳梨 ………………………50g
西洋芹 ……………………30g
礦泉水 ……………………100cc

作法

① 紫高麗菜葉撕成適當大小。

② 蘋果和鳳梨分別去皮去芯，切成適當大小。

③ 西洋芹切成適當大小。

④ 所有材料放入果菜機中榨汁。

　＊加入冰塊或礦泉水會比較好喝。

療效說明

這是擁有紫高麗菜特殊紫色的飲料，再加入蘋果和鳳梨的酸甜味，真是絕妙的平衡口味。

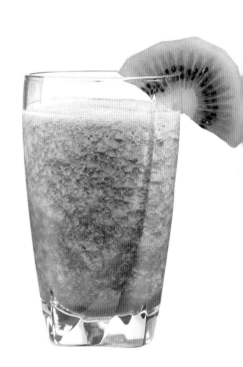

國家圖書館出版品預行編目資料

神奇生鮮蔬果汁對症療法／三悅文化.－－
初版.－－臺北縣中和市：三悅文化圖書，
2001 [民90] 92面 ; 26公分.

　　ISBN 957-526-421-5 (平裝)
　　1. 食物治療　2. 果菜汁

418.913　　　　　　　　　90012454

參考文獻

1. 本草綱目　明　李時珍
2. 本草備要　清　汪昂
3. 藥性大辭典　滿庭芳出版社
4. 果蔬療法大全　主編　陳泗傳　中醫師
5. 天然食療　任勉芝　中醫師
6. 生ジュース 220種　松田智惠子　營養師
7. 健康生ジュース 305　小池澄子　營養師
8. 蔬果養生宜忌　編著　陳旺全　中醫師
9. 家庭漢方醫學百科　久保道德　醫學博士
10. VTAMIN & MINERAL BOOK　五十嵐脩　營養師
11. 果菜健康飲料　暢文出版社
12. 常用果蔬健康小百科　世茂出版社

藥膳養生館

神奇生鮮蔬果汁對症療法

出　　版 ● 三悅文化圖書事業有限公司
編輯企劃 ● 三悅文化
負 責 人 ● 張愛珠
美術編輯 ● 陳育信
攝　　影 ● 郭璞真
製　　版 ● 興旺彩色製版有限公司
印　　刷 ● 皇甫彩色印刷股份有限公司
代理發行 ● 瑞昇文化事業股份有限公司
地　　址 ● 台北縣中和市景平路464巷2弄1-4號
電　　話 ● (02) 2945-3191
傳　　真 ● (02) 2945-3190
郵政劃撥 ● 19598343 瑞昇文化事業股份有限公司
定　　價 ● 250元
本版日期 ● 2011 年9月

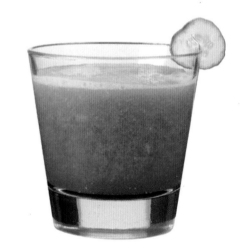

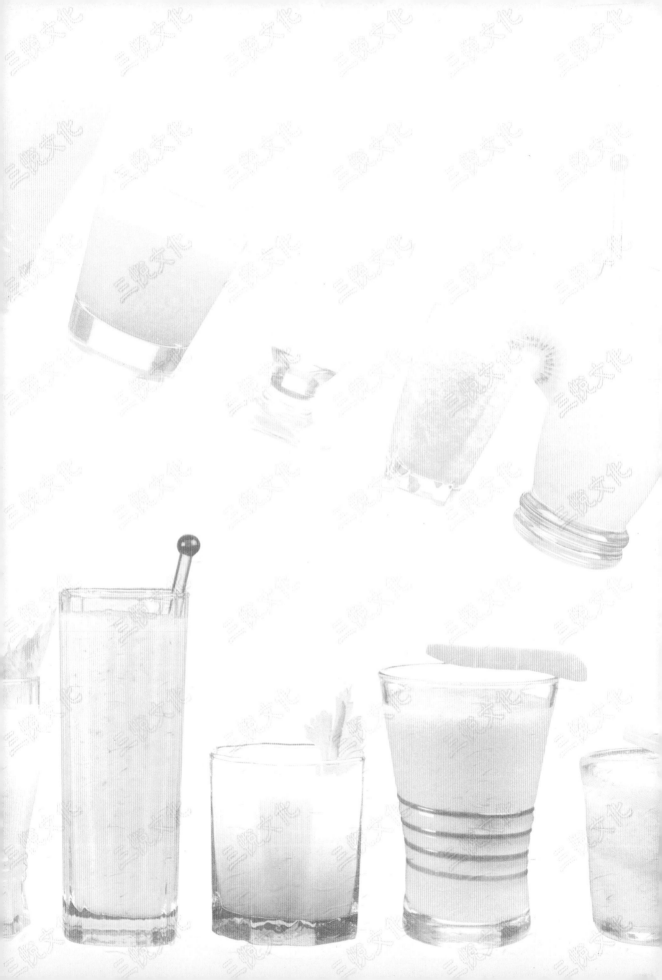